DÉPOT LÉGAL
Seine
N° 9636
1862

DE

L'EMPIRISME

ET DU

PROGRÈS SCIENTIFIQUE EN MÉDECINE

A PROPOS DES CONFÉRENCES

DE M. LE PROFESSEUR TROUSSEAU

PAR UN RATIONALISTE

DOCTEUR EN MÉDECINE DE LA FACULTÉ DE PARIS

> Savoir, c'est prévoir. Or on ne prévoit qu'avec des principes et jamais avec des faits.
>
> La marque d'un esprit juste et droit, c'est d'être de son temps.
>
> TROUSSEAU ET PIDOUX.

AF474610

PARIS

J. B. BAILLIÈRE ET FILS

LIBRAIRES DE L'ACADÉMIE IMPÉRIALE DE MÉDECINE

RUE HAUTEFEUILLE, 19

1863

DE

L'EMPIRISME

ET DU

PROGRÈS SCIENTIFIQUE

EN MÉDECINE

T⁵ 193

PARIS — IMP. SIMON RAÇON ET COMP., RUE D'ERFURTH. 1

DE

L'EMPIRISME

ET DU

PROGRÈS SCIENTIFIQUE

EN MÉDECINE

A PROPOS DES CONFÉRENCES

DE M. LE PROFESSEUR TROUSSEAU

PAR UN RATIONALISTE

DOCTEUR EN MÉDECINE DE LA FACULTÉ DE PARIS

> Savoir, c'est prévoir. Or on ne prévoit qu'avec des principes et jamais avec des faits.
>
> La marque d'un esprit juste et droit, c'est d'être de son temps.
>
> TROUSSEAU ET PIDOUX

PARIS

J. B. BAILLIÈRE ET FILS

LIBRAIRES DE L'ACADÉMIE IMPÉRIALE DE MÉDECINE

Rue Hautefeuille, 19

1863

1862

DE

L'EMPIRISME

ET DU

PROGRÈS SCIENTIFIQUE

EN MÉDECINE

I

L'ASSOCIATION POLYTECHNIQUE ET M. TROUSSEAU.

> Ne croyez pas trop à la parole du maître, ne restez pas des écoliers serviles ; allez, voyez, comparez.
>
> TROUSSEAU.

Fondée depuis trente-trois ans, l'Association polytechnique s'est acquis des droits incontestables à la reconnaissance publique. Les témoignages de cette gratitude si méritée ne lui feront pas plus défaut dans l'avenir que dans le passé. Il n'est personne qui ne se plaise à rendre hommage au zèle, à l'activité, au désintéressement des hommes éminents qui, sous l'habile direction d'un de nos plus célèbres ingénieurs, M. Perdonnet, ont contribué et contribuent chaque jour au développement de cette institution. Depuis quelques années, aux cours gratuits de l'école Turgot, de la rue Jean-Lantier, et des communes suburbaines, l'Association a ajouté des conférences sur des sujets intéressants soit par leur élévation, soit par leur actualité. Ces conférences sont faites, le dimanche, à l'École de médecine, par des savants, des artistes, des industriels en réputation. C'est ainsi que les ouvriers les plus dignes de profiter de l'enseignement de l'Association, parce qu'ils sont les plus assidus, ont pu entendre le regrettable Isidore Geoffroy Saint-Hilaire, MM. Ferdinand de Lesseps, Bouchardat, Barral, Samson de la Comédie française, et, les 18 et 25 mai dernier, M. Trousseau.

Prémunir les classes laborieuses contre les promesses et les illusions de la charité mal entendue, la rapacité et les piéges du charlatanisme, les dangers et les prétentions de l'ignorance, en un mot contre l'*empirisme*, quel que soit son prétexte, telle a été la pensée du directeur et des membres de l'Association en faisant appel au concours de l'illustre académicien. Nous regrettons de le dire et plus encore d'être obligé de le démontrer, le résultat n'a pas répondu à leur attente. S'il s'agissait de tout autre que M. Trousseau, la tâche serait facile. Une fois la part faite aux charmes de la diction, à la mémoire de l'érudit, à l'à-propos des anecdotes, à la manière de les présenter, et surtout à la grâce du conteur, il suffirait d'opposer ses propres paroles au professeur et de mettre en regard son exorde et sa péroraison. De ce simple rapprochement il résulterait avec la plus grande évidence que M. Trousseau a donné à ses auditeurs l'idée la plus fausse de la médecine, rabaissé à leurs yeux la science et la profession, jeté dans leur esprit la confusion et le doute, dans leur cœur le trouble et le désespoir.

Mais il s'agit du représentant le plus accrédité de la médecine contemporaine, le plus populaire à la Faculté de Paris, du maître dont l'enseignement offre le plus d'attrait aux élèves, dont les doctrines sont les plus répandues, et pour lequel je professe les sentiments de la plus profonde estime et de la plus sincère reconnaissance. C'est bien le moins que je lui témoigne ma respectueuse déférence, en apportant dans cette discussion une indépendance d'autant plus grande et un soin d'autant plus religieux, que l'autorité de M. Trousseau est consacrée par un plus grand nombre de titres et par une domination plus étendue et plus prolongée.

Avec un esprit aussi éclairé, un caractère aussi indépendant, une intelligence aussi brillante, dans une situation sans égale, au-dessus de toute ambition comme de toute rivalité, que M. Trousseau, animé des intentions les plus droites, les plus pures, les plus généreuses, ait pu avancer des propositions telles que, si elles n'étaient des erreurs manifestes, elles seraient la consécration de l'empirisme, la négation de la médecine, cela peut sembler un paradoxe. Ce n'est cependant que la triste et déplorable réalité.

Je n'ai pas besoin de déclarer que la personne de M. Trousseau est en dehors de ce débat. Si son nom revient souvent sous ma plume, ce n'est que pour rappeler ses principes, ses arguments, leurs conséquences inévitables, objet exclusif de ma critique.

A défaut de la justice et des convenances, le souci de

ma propre dignité, l'intérêt de la vérité que je crois servir, m'interdiraient toute expression que ne saurait avouer la sévérité la plus scrupuleuse. Je ne redoute ni ne repousse aucune controverse; si je garde l'anonyme, ce n'est donc pas par crainte, mais bien pour ne soulever aucun bruit inutile autour d'une individualité inconnue.

Ses deux conférences sur l'empirisme résument en quelque sorte et mettent en relief les qualités et les défauts de M. Trousseau.

Quoiqu'il improvise, il fait la phrase irréprochable au point de vue de la correction grammaticale. Il connaît sa langue; il est maître de ses secrets; il met en œuvre toutes ses ressources. Il a un style à lui, abondant, imagé, pittoresque, reflétant toutes les indécisions de sa pensée comme l'onde le paysage mobile de ses bords, et s'élevant quelquefois à la hauteur des grands maîtres, mais comme la vague, pour redescendre aussitôt de ces sommets. Il parle bien, admirablement bien; mais il n'a ni l'ampleur, ni la passion, ni le mouvement, ni la simplicité, ni la conviction, ni la fermeté, ni l'énergie, ni aucune des qualités du grand orateur. Il ne domine pas par la méthode, par la logique; il s'impose par l'éclat, par l'imprévu. Il ne subjugue pas la raison par la puissance de la dialectique; il entraîne l'imagination par la fantaisie. Il sait beaucoup et fait volontiers miroiter la variété de ses connaissances; mais il n'a ni la précision solide, ni la clarté sereine du savant. Il ne discute pas, il professe; il ne conclut pas, il expose; il ne définit pas, il décrit; il saisit les détails, mais il n'embrasse pas l'ensemble; il accumule les faits, mais il n'en perçoit pas les rapports. Il poursuit la vérité avec une ardeur telle que quelquefois il la dépasse; le plus souvent il la côtoie, s'arrêtant sur un point qui l'intéresse, ou faisant feu de tirailleur, tantôt sur un sophisme, tantôt sur un paradoxe. Il est passionné pour le progrès; mais il est enthousiaste de l'antiquité. Il pense à l'avenir et le prépare; mais il aime le passé et s'y égare comme à plaisir. Il regrette la vieille médecine et les vieux médecins, et les fait revivre dans sa peinture toute chaude de tons vrais et de couleur locale, comme Victor Hugo les vieilles cathédrales, et Michelet les chevaliers ou les reîtres du moyen âge. Il se proclame artiste, et il nie l'intuition soudaine du génie ou du tact médical. Il est empirique par conviction, dogmatiste par nécessité, spiritualiste par principe, spécificiste par sentiment, organicien par raisonnement. Il est enfin, et ce sera sa vraie gloire, le chef d'une école médicale, de l'école romantique, le poëte de la décadence, le chantre de la grandeur et des ruines de la thérapeutique traditionnelle.

Avec un tel écrivain il faut poser nettement les questions et les aborder de front. On doit le suivre pas à pas, et, pour mieux saisir le sens et le développement de sa pensée, recourir autant que possible au texte lui-même. Nous allons donc présenter une analyse détaillée de ses deux conférences, avec nombreuses et longues citations, sans crainte de lasser ni l'intérêt ni l'attention des lecteurs, pensant plutôt donner satisfaction à tous, à ceux qui connaissent ces brillantes oraisons en les leur rappelant, à ceux qui ne les connaissent pas en les leur faisant apprécier.

II

PREMIÈRE CONFÉRENCE : LE BON EMPIRISME[1].

Tout marche, et le hasard corrige le hasard.
VICTOR HUGO.

Au début de sa première conférence, M. Trousseau s'exprime ainsi :

« Qu'est-ce que l'*empirisme?*

« *Empirisme* veut dire expérience, pas autre chose. *Empirisme*, appliqué à la médecine, veut dire *la médecine de l'expérience;* du mot grec ἐμπειρία (expérience). L'expérience indépendante de toute *théorie* est donc ici complétement opposée à ce qu'on appelle le *dogmatisme*, qui procède, il est vrai, d'après quelques données fournies par l'empirisme, mais qui *systématise* complétement, intégralement, et qui ne laisse aucune lacune qui n'ait été remplie.

« Les théoriciens, qui ne trouvaient de leur goût ni

[1] Ce chapitre et le suivant sont exclusivement consacrés à résumer les conférences de M. Trousseau avec autant d'impartialité dans l'analyse que d'exactitude dans les citations. A partir du chapitre IV, notre critique montrera combien nos idées diffèrent de celles du célèbre professeur.

les empiriques ni leurs procédés, ont essayé de déverser sur eux en même temps du blâme et du ridicule, et alors, détournant le mot de son vrai sens, ils ont appliqué le nom d'empirisme à la médecine de hasard, de secrets et de formules, à la médecine des matrones, des bonnes femmes et des charlatans.

« Comme je suis empirique, que je tiens à honneur de l'être, vous comprendrez sans peine que je veuille défendre l'empirisme dans une certaine mesure.

« L'empirisme bien entendu est le fondement de la véritable pratique dans notre art comme dans beaucoup d'autres. Je vous dirai donc d'abord ce qu'est le bon empirisme, quels sont son origine, ses procédés, son but; puis je vous parlerai du mauvais empirisme, cette plaie honteuse de toutes les sociétés. » (*Conférences*, p. 2.)

Selon M. Trousseau, la médecine expérimentale offre des difficultés immenses qui tiennent à la complexité des organes que le médecin doit étudier. Un chronomètre de Breguet s'arrête si l'un de ses organes les plus ténus se brise ou est entravé dans son mouvement soit par un grain de poussière, soit par une goutte d'huile altérée; « tandis que, dit M. Trousseau, le vulgaire coucou que le paysan du Jura a fabriqué peut subir les injures de la température et de la poussière, avoir ses rouages altérés, ses aiguilles tordues; il marchera mal, mais il marchera. Vous coupez en tronçons un animal inférieur, ce sont autant d'êtres complets; vous coupez les branches d'un saule ou d'un peuplier, ce seront autant d'ombrages dans vingt ans, car chacune de ces parties contient les éléments de la vie, les éléments d'un organisme complet, il est vrai, mais pourtant d'un organisme peu complexe.

Mais quand il s'agit de l'homme, c'est chose bien plus difficile. Il y a dans l'homme cette partie morale qui exerce une influence tellement puissante, qu'une passion, une idée, un regard, rendent la machine folle et la mettent hors d'état d'exécuter ses fonctions. Vous comprendrez que si vous avez à agir sur des organes si complexes et dont l'harmonie est régie par des lois qu'il est si difficile de connaître, vous éprouverez des obstacles immenses...

« ... Dans une machine, les dérangements sont de peu d'importance; vous apportez remède au mal, car vous avez à votre service des organes de rechange. Mais pour l'homme, il n'y a pas d'organes de rechange! Or, la simplicité organique rend facile la médecine dans la mécanique; au contraire, la complexité organique de la machine humaine fait la grande difficulté de l'art de guérir.

« La mécanique est une science mathématique positive; la médecine est-elle une demi-science? Oui, messieurs, et peut-être encore lui faisons-nous trop d'honneur; car si le médecin emprunte à des sciences véritables, telles que l'anatomie, la physique, la chimie, des moyens d'étude dont je ne veux pas diminuer l'importance, ces sciences ne font pas plus le médecin que la botanique ne fait l'agriculteur et le jardinier. La médecine est donc plutôt un art, et le médecin vraiment digne de son ministère doit surtout se glorifier de n'être point seulement un savant.

« Le mathématicien ne doit jamais se tromper; le médecin a le malheur de se tromper souvent; et cependant, dans l'étude des arts, où l'on se trompe, trouve-t-on plus de charme, plus d'attrait, et il faut en général un peu plus d'intervention de l'intelligence que dans les sciences, où nous sommes dirigés par des règles certaines et invariables.

« Dans les sciences, messieurs, l'erreur n'est plus possible, le dernier des élèves de l'Observatoire doit être sévèrement blâmé s'il ne sait calculer exactement.

« Quant à nous, nous sommes et nous devons être plus indulgents pour ceux qui étudient notre art et les autres arts.

« Il n'y a pas que la médecine qui ait ses incertitudes et ses défaillances; les arts, ceux-là mêmes qui paraissent le plus faciles, ont leurs défaillances et leurs incertitudes. L'agriculteur, qui pratique un art considéré à tort, il est vrai, comme si vulgaire, se trompe aussi et se trompe tous les jours. En un mot, les arts dont je parle, aussi bien que la médecine, sont des arts tout d'expérience, tout d'expérimentation; ils se résument tous dans l'empirisme.

« Quand l'homme a été malade, autour de lui, instantanément, il s'est constitué une médecine : ce fut d'abord la médecine de l'hygiène. On était brisé par la fatigue de la maladie, on se tenait en repos. On avait soif, on buvait de l'eau; la peau était ardente, on prenait un bain. C'est la première hygiène, la première médecine, toute d'expérience, instinctive. » (*Conférences*, p. 3-5.)

Le hasard agrandit le champ de ce premier empirisme. Un individu atteint de fièvre au Pérou, habitué à prendre des boissons amères pour combattre la fièvre ou des troubles digestifs, prend de l'écorce de quinquina; sa fièvre cède plus promptement; il apprend du hasard que le quinquina guérit la fièvre intermittente. L'exagération des fonctions mensuelles chez les femmes qui récoltent le safran conduit à employer le safran pour rappeler ces fonctions supprimées. Un empirique hasardeux s'avise de donner de l'éponge calcinée, convertie en poussière, à un individu atteint de goître, et le goître est guéri. De jeunes chlorotiques ont bu à une source ferrugineuse et ont repris leurs couleurs; des ouvriers atteints d'affections cutanées ont été guéris en sublimant du soufre. Voilà par le hasard, rien que par le hasard, l'éponge, le fer, le soufre indiqués contre le goître, la chlorose, les maladies de la peau!

Dans une seconde période, l'induction vient en aide au hasard pour agrandir l'empirisme, et malgré lui, ce dernier, en rapprochant les faits, en les comparant, en les assimilant, en les différenciant, devient théorique, systématique, dogmatique.

De ce que le quinquina guérit des accès de fièvre se reproduisant périodiquement, on a été conduit à l'employer contre les accès de la névralgie faciale. De ce qu'il a guéri cette dernière et fait cesser les douleurs, on a été conduit à l'employer dans le rhumatisme articulaire aigu. L'éponge ayant guéri le goître, et l'iode ayant été découvert dans l'éponge, on s'est demandé si c'est l'iode qui guérit le goître, et on l'a guéri avec des préparations iodées. Le goître étant une tumeur, on applique l'iode aux tumeurs glandulaires, et on les guérit; on l'applique aux tumeurs osseuses syphilitiques, et on les guérit mieux qu'autrefois.

Mais l'expérimentation n'est permise que si le hasard a déjà mis sur la voie, et lorsque l'on a la certitude que le médicament ne peut produire aucun péril. Elle est permise encore dans les dangers solennels et lorsque la vie va s'éteindre dans quelques instants. C'est ainsi que

M. Trousseau, toutes les ressources étant épuisées, dans un cas de croup, cédant aux sollicitations d'une mère sublime, pratiqua la trachéotomie; il sauva l'enfant, qui est aujourd'hui un homme.

« Vous voyez, s'écrie M. Trousseau, vous voyez comment, dans cette expérimentation guidée par l'induction, le médecin intervient; vous voyez comment l'intelligence vient prendre une place considérable dans l'empirisme; vous voyez comment l'empirisme systématise dans une certaine mesure. Ce qui constitue la différence entre l'empirisme conçu comme je viens de l'indiquer, et la médecine théorique, c'est que cette dernière ne se croit en droit de conclure et d'agir qu'en vertu de dogmes à l'inflexibilité desquels elle croit devoir tout assujettir, inflexibilité que, pour mon compte, il m'est impossible d'admettre devant la mobilité des constitutions individuelles.

« Je le répète, la médecine n'est pas une science, la médecine n'est qu'un art. Est-ce à dire pour cela que tout chez nous doive se donner au hasard? Eh non! messieurs, mille fois non! dans les arts vous livrez bien peu de chose au hasard, ou plutôt vous ne livrez rien; il n'y a guère que les maladroits ou les insensés qui donnent quelque chose au hasard. De ce que l'agriculture est un art, il ne s'ensuit pas que les procédés agricoles vont être tenus comme un sac de loto dont l'agriculteur prendra les boules les unes après les autres; il aura confié au sol ses engrais dans la mesure et au temps où il doit les confier; il aura creusé la terre quand il la doit creuser, aussi souvent qu'il le doit faire; il aura détruit les herbes parasites comme il les doit détruire; il aura fait ses semailles au jour et à l'heure où il les doit faire, et quand il aura ainsi agi, il n'aura plus à craindre que le feu du ciel qui consume, que la grêle qui broie, que les animaux qui dévorent, de même que le médecin, quand il a fait ce qu'il doit faire, peut descendre sans crainte au fond de sa conscience, s'inclinant devant les affections organiques, devant les grandes épidémies, telles que le choléra, la fièvre puerpérale, la peste, la fièvre jaune ; comme le laboureur courbe la tête devant le vent de la foudre...

« De ce que nous ne connaissons le tout de rien, il ne s'ensuit pas que nous ne connaissions rien de rien; il ne s'ensuit pas que notre intelligence reste inactive. Eh ! mon Dieu ! messieurs, même dans les jeux dits de hasard, croyez-le bien, l'intelligence est pour quelque chose, et vous le savez peut-être. Il y a des gens qui gagnent toujours; ce sont ou des grecs, et de ceux-là je n'en parle pas, ou de bons joueurs. Un bon joueur, en fin de compte, gagne toujours; un bon joueur, s'il n'a pas d'atouts dans son jeu, en a dans sa tête. » (*Conf.*, p. 9-11.)

M. Trousseau établit que dans les autres arts, comme dans la médecine, au début, le hasard, l'instinct, l'empirisme ont créé les premiers instruments, les premiers procédés. Il cite l'enfant qui fait de son bâton un levier pour soulever une pierre, le bûcheron qui fait descendre les troncs d'arbres sur des rouleaux de chêne, du sommet de la montagne jusqu'au fleuve qui sillonne la vallée ; le charron qui transforme le rouleau en roue ; le paysan qui creuse la roue à sa circonférence et en fait une poulie sur laquelle il enroule la corde de son puits ; et il fait voir comment, du bâton de l'enfant, par des transformations et des gradations successives, on est arrivé aux engrenages, aux pignons, aux merveilleuses machines qui ont fait la gloire de Watt et de Vaucanson.

Il fait assister son auditoire aux tâtonnements empiriques qu'a traversés notre langue pour se dégager du germain, du celtique et du latin; à ses premiers bégayements avant Froissart, à ses progrès de Froissart à Louis XI, de Louis XI à Rabelais, de Rabelais à Marot, de Marot à Ronsard, de Ronsard à Montaigne, de Montaigne à Malherbe, de Malherbe à Corneille, « et de Corneille à cette grande halte de la langue que l'illustre et immortel Molière a fixée. » (*Conf.*, p. 14.)

Ce qui fait l'ouvrier intelligent, l'homme de l'art complet, ce qui élève son talent et le développe jusqu'au génie, c'est un labeur continuel, une étude constante de son art, des modèles qu'il a sous les yeux, de ceux que lui fournit l'antiquité, des enseignements que lui donne l'histoire, c'est enfin le milieu où il vit.

« Le grand artiste, dit M. Trousseau, est moins que vous ne le croyez le fils de ses œuvres; le grand artiste n'a pas aussi souvent que vous le pensez l'honneur d'être un parvenu... L'homme n'est un grand génie, un génie complet que par ceux qui sont autour de lui. Le goût est dans l'air, l'art est dans l'air, le langage est dans l'air. Il se trouve à un moment donné un homme de génie qui vient ramasser cela et le constituer en corps ; on dit : C'est lui! Ce n'est pas lui tout seul ! L'artiste est toujours le fils de quelqu'un. » (*Ibid.*, p. 14.)

« L'homme de génie, l'homme éminent dans son art n'est pas celui qui invente de toutes pièces; il est celui qui résume, et résume avec habileté. Il fait, il conçoit, il exécute, comme ne fait pas, ne conçoit pas et n'exécute pas le vulgaire : c'est là son talent, mais ce talent a été influencé et complété par celui des autres.» (*Conf.*, p. 16.)

Il n'y a pas d'artiste sans un laborieux apprentissage. Pour le médecin, l'apprentissage commence à l'amphithéâtre d'anatomie; il se continue au lit des malades. Mais ici se dressent des difficultés insurmontables. Les malades veulent être guéris, et pour cela ils veulent être traités : ils forcent le médecin à les traiter quand même. Le médecin ne sait pas résister, il n'a pas une autorité suffisante sur les malades; il intervient trop souvent dans un moment où il devrait rester simple spectateur; et le voilà dans l'impossibilité de connaître l'A B C de son art, la marche naturelle des maladies !

« Il y a là, dit M. Trousseau, une intervention fâcheuse dans l'évolution des phénomènes les plus naturels. Il y a là une défiance de la nature qui déjà avait été condamnée par les médecins naturistes.

« Je vous engage à feuilleter un vieux livre qui préconise beaucoup les efforts de la nature. Pour bien faire comprendre son idée, l'auteur a fait placer à la première page de son ouvrage un frontispice qui représente un apothicaire à genoux, avec son engin de guerre, devant l'ennemi. L'engin n'est chargé que d'eau tiède, et pourtant le médecin met la main sur celle de l'artilleur en lui disant : Attends !

« Cela, messieurs, ressemble à une plaisanterie; c'est néanmoins un grand enseignement, que l'auteur dont je parle a cherché à faire prévaloir. Il a voulu dire par là que dans un très-grand nombre de circonstances, les maladies, malgré nous, quoi que nous fassions, ont une évolution qu'elles doivent accomplir; que la première chose pour le médecin qui doit expérimenter, et dont toute la science sera constituée par l'expérience bien faite, est de savoir quelle sera *l'allure naturelle de la maladie*. Mais non, la plupart des médecins, disons-le, gâtés par l'éducation théorique qu'ils ont reçue, trop impatients, veulent toujours devancer l'évolution de la nature, devancer les phénomènes naturels...

« Cela est triste à dire. Par cela même qu'il n'observe pas avec le plus grand soin les phénomènes naturels, par cela même qu'il ne s'apprend pas de bonne heure à connaître la marche et l'allure des maladies, le médecin devient incapable de connaître l'action des remèdes qu'il ordonne, et toutes les expériences qu'il fait désormais manquent de base, car *la première notion*, *la plus importante*, est *de savoir comment la maladie se serait comportée indépendamment de l'action du médicament*.

« Or, messieurs, s'il faut tant d'habileté, tant d'études pour savoir s'abstenir; s'il faut tant de labeur, tant d'apprentissage pour savoir qu'il y a du danger à agir, vous concevrez maintenant l'étrange difficulté de notre art, vous comprendrez l'étonnante outrecuidance de ceux qui veulent s'improviser médecins, et c'est à vous, messieurs, que je veux en appeler, à vous qui, pour la plupart, après une vie de labeur, après un long apprentissage, avez pu exceller dans l'art que vous exercez, c'est à vous que je demanderai quel état vous devez faire des nonnes, des châtelaines, des sorciers, des homœopathes, des vendeurs d'eaux miraculeuses, des somnambules, des rebouteurs, de toute cette classe, de toute cette tourbe d'empiriques, dont j'aurai à vous parler dans notre prochaine conférence. » (*Conf.*, p. 19-21.)

III

DEUXIÈME CONFÉRENCE : LE MAUVAIS EMPIRISME.

> ... Tous ceux qui avaient des malades affligés de diverses maladies les lui amenaient, et, imposant les mains sur chacun d'eux, il les guérissait.
>
> S. Luc, v, 40.

> Mais un Samaritain qui voyageait, étant venu à l'endroit où était cet homme, et l'ayant vu, en fut touché de compassion.
>
> Il s'approcha donc de lui, versa de l'huile et du vin dans ses plaies, et les banda.
>
> S. Luc, xi, 33-34.

Dans la seconde conférence, de beaucoup la moins importante, quoique la plus longue, M. Trousseau fait l'histoire du mauvais empirisme depuis l'origine des temps jusqu'à nos jours. Les maladies sont notre œuvre, non celles de la Providence. Mais comme on les attribua d'abord aux dieux, on eut instinctivement recours à la prière pour fléchir les dieux courroucés et en obtenir la guérison. De là l'empirisme sacerdotal, théurgique, théocratique, poussant, en Égypte, l'absolutisme au point de soumettre les malades aux formules recueillies dans les livres d'Hermès, sans souci du résultat. Les formules étaient inflexibles.

Chez les Grecs, la médecine est d'abord exercée par les dieux et les demi-dieux, Apollon, Hercule, Orphée, Mélampe, puis par les héros, Achille, Patrocle, qui tenaient leurs recettes de Chiron. Asclépiade ou Esculape, fils d'Apollon, était un grand ressusciteur de morts. Pluton, trouvant qu'il gâtait ses affaires, s'adresse à Jupiter qui foudroie Esculape. En retour, Apollon tue les Cyclopes qui forgeaient les foudres de Jupiter. Celui-ci, pour punir Apollon, décide que la médecine ne sera plus un sacerdoce, mais un art, un métier, exercé pour de l'argent. De là l'origine des honoraires. Bientôt on bâtit à Épidaure un temple à Esculape. Les prêtres-médecins y vivent de l'autel, et inscrivent sur les colonnes du temple les formules empiriques. Il en fut ainsi jusqu'à l'apparition d'Hippocrate. A Rome, était médecin qui voulait; Caton l'Ancien faisait de la médecine. Puis vinrent les esclaves, les affranchis, empiriques de la pire espèce. De l'ère chrétienne datent les beaux jours de la sorcellerie, de la magie, de l'astrologie; malgré les condamnations réitérées de l'Église, ceux qui pratiquent ces sciences, essentiellement empiriques, repullulent toujours, parce que la plupart ont foi en eux-mêmes. Le magicien à qui s'adressa Gassendi pour aller au sabbat était convaincu. Après s'être frotté le corps nu d'un certain onguent, et avoir bu d'un certain breuvage que Gassendi refusa, il tomba dans un profond sommeil. En se réveillant, il dit : « Eh bien! nous sommes allés au sabbat. » Il avait eu les visions étranges que procurent les infusions de mandragore, de datura, de jusquiame, et il se souvenait de son rêve. « L'homme, dit M. Trousseau, est toujours le même; aujourd'hui encore il veut être trompé; c'est son habitude, c'est presque son goût. » (*Conf.*, p. 28.)

Cependant le mauvais empirisme a eu quelquefois du bon. C'est à lui que l'on doit le quinquina, proscrit par la Faculté, le kermès, l'ipécacuanha. Mais on se serait très-bien passé de l'intervention de Talbot, de Glauber, d'Helvétius, et la Faculté eût *accepté* ces remèdes *un peu plus tard*. Si ces médicaments fussent restés aux mains des empiriques, ils eussent été périlleux ou inutiles; ils avaient bien plus d'importance quand ils étaient secrets que maintenant qu'ils sont connus. Il en est ainsi d'une foule de remèdes qui perdent de leur valeur à mesure qu'on les connaît mieux. La plupart des empiriques s'appuient sur des théories médicales : ainsi Didier avec sa moutarde blanche, Leroy avec son remède, Guillé avec son sirop antiglaireux. L'annonce exerce une influence considérable sur les personnes les plus intelligentes, à plus forte raison sur les ignorants. Sur dix mille personnes qui passent sur le pont Neuf, M. de Sartines en tenait cent pour des gens d'esprit. Le charlatan qu'il voulait envoyer au Fort-l'Évêque se contentait des neuf mille neuf cents autres. Des membres de l'Académie des sciences il y en a bien vingt qui s'adressent aux charlatans. Les savants se croient compétents pour trancher les questions médicales; les médecins sont plus modestes et n'affichent aucune prétention au sujet des grands théorèmes de mathématique et de mécanique.

Un prêtre polonais traite les maladies des yeux; Béranger, à qui il avait guéri une petite ophthalmie, le recommande à M. Trousseau pour les examens d'officier de santé. Le pauvre aspirant ne savait pas même ce que c'était que la cornée, le cristallin, l'humeur vitrée, la rétine. M. Trousseau pria Béranger de lui dédier une chanson, avec ce refrain : « Ah ! que les gens d'esprit sont bêtes ! » et de ne plus lui parler de son prêtre polonais. Qui se pressait autour du baquet de Mesmer ? Qui fait la fortune des somnambules et les encourage à simuler l'extase, la catalepsie, le sommeil, et à débiter les inepties les plus bouffonnes ? Qui a fait la vogue des esprits, des tables tournantes ? sinon les gens les plus riches, les plus éclairés, les gens de la plus haute aristocratie, les fonctionnaires les plus élevés ?

« Le succès des charlatans et des empiriques, dit M. Trousseau, est dans l'ignorance où nous sommes des phénomènes naturels des maladies. » (*Conf.*, p. 38.)

« C'est ainsi que s'expliquent les guérisons, même par les remèdes homœopathiques, des rougeoles, des petites véroles, des fièvres typhoïdes de caractère simple et bénin, des faux croups, etc., qui guérissent d'autant mieux que le médecin intervient moins.

« La grande difficulté et la plus importante des conditions est donc la connaissance de la marche naturelle des maladies ; et la cause de la fortune des charlatans, c'est que précisément ils sont incapables de connaître les maladies ; c'est là ce qui leur donne confiance en eux-mêmes ; c'est ce qui fait que certains empiriques peuvent être honnêtes, et ceux-là croient vraiment avoir guéri. » (*Ibid.*, p. 39.)

La distinction entre un catarrhe chronique et une phthisie pulmonaire est quelquefois très-difficile pour un médecin consommé, et peut même embarrasser celui qui a passé trente ans dans les hôpitaux. Un remède empirique peut ne pas empêcher un catarrhe ou un rhume de guérir; il accélérera la marche de la phthisie. Les prétendues guérisons de l'épilepsie par des remèdes empiriques se rapportent, non à l'épilepsie, mais à des affections convulsives beaucoup plus légères. Les pommades pour faire repousser les cheveux n'en ont jamais fait repousser un seul. Les académiciens les plus chauves, après les avoir essayées pendant plusieurs mois, n'ont ordinairement pas un cheveu de plus; mais, par compensation, ils en ont quelques-uns de moins. Ces pommades ne font repousser que les cheveux qui repoussent d'eux-mêmes après les maladies aiguës.

Une manie commune, qui fait la fortune des empiriques, c'est d'avoir toujours les maladies des autres. Un vieux médecin, que M. Trousseau a connu, disait à une dame, qui lui parlait de son âge critique : « Ma chère amie, c'est comme moi. »

« Chose triste, mais qu'il faut dire bien haut, messieurs, s'écrie M. Trousseau, les malades veulent être trompés, ils le veulent. » (*Conf.*, p. 41.) Ils savent mauvais gré au médecin qui les guérit sans remèdes. Impatients de guérir, ils veulent qu'on agisse quand même. C'est au médecin à résister et à tromper leur impatience légitime en leur donnant des riens qui ne puissent pas aggraver leur état.

Les malades préfèrent les remèdes secrets aux mêmes remèdes préparés ostensiblement dans les pharmacies. Bretonneau avait prescrit une pommade au précipité rouge à la duchesse douairière de Montebello; la duchesse en fit préparer plusieurs kilogrammes par son pharmacien et les distribua. La pommade eut un grand succès; on guérissait beaucoup mieux avec la pommade de la duchesse de Montebello qu'avec celle de Bretonneau. Les asthmatiques préfèrent les papiers nitrés et belladonés, préparés secrètement, à ceux que leur prescriraient leurs médecins. On préfère les pilules diurétiques, celles d'Anderson, de Morisson, de Dehaut, de Clérambourg, les grains de santé de Frank, aux préparations magistrales analogues. L'ervalenta et la revalescière, qui ne sont que de la farine de lentilles, ont enrichi leurs exploiteurs. La grossièreté de l'empirique est une cause de succès. C'est le rebouteur le plus sale, le plus ignoble, le plus ivrogne, qui est toujours le plus recherché. Une femme, affectée de cancer au sein, meurt quarante-huit heures après une application faite par un empirique. L'empirique avait employé une préparation qu'il ne connaissait pas, l'orpiment; à l'autopsie on a trouvé dans tous les organes une effroyable quantité d'arsenic.

Les procédés des rebouteurs commencent à être connus, grâce à M. Lebâtard, qui les a étudiés. D'autres médecins ont fait voir qu'ils se réduisaient au massage. Mais ils ont les plus grands dangers quand le rebouteur prend une fracture pour une entorse. Quand il s'agit d'une entorse, il ne l'empêche pas de guérir, voilà tout.

L'étrangeté du remède est un attrait. De là la vogue des guérisseurs qui étouffent une taupe entre leurs mains et frottent les membres malades; la vogue du cœur de crocodile et du caméléon dans la fièvre quarte; la réputation de la graisse de pendus et de ces bézoards, que M. Trousseau n'oserait nommer, même après l'exemple donné par Victor Hugo, à la fin de son chapitre sur la bataille de Waterloo.

La supercherie enrichit un grand nombre d'empiriques. Un guérisseur de cataractes demandait trois cents francs lorsque le malade verrait un peu mieux, et trois cents autres francs lorsqu'il serait guéri. Avec de la belladone il dilatait la pupille et faisait lire, à l'opposé du jour, un journal que le malade n'avait pu lire l'avant-veille en pleine lumière.

A côté de ces charlatans ignobles il y a les empiriques honnêtes. Ainsi la reine de Hongrie, avec sa recette pour conserver la beauté; les châtelains et châtelaines qui conservent les vieilles traditions contre la rage, les ulcères, les maux d'yeux; les religieuses qui guérissent les *maux*. Mais l'empirisme des châtelains, s'il ne fait pas de mal, a le danger d'entretenir une fausse sécurité. Quant aux sœurs, elles guérissent chaque année quelques centaines de panaris avec une phalange ou deux de moins.

L'homœopathie est une autre branche de l'empirisme. M. Trousseau affirme qu'il connaît quelques homœopathes ayant foi en ce qu'ils font. Il a essayé l'homœopathie en compagnie d'un de ses très-bons amis, homœopathe très-convaincu, et il déclare sur son honneur que jamais une fois dans sa vie il n'a vu un effet qu'il pût et qu'il dût rapporter à l'action des globules homœopathiques. Il explique la manière de faire les dilutions, en secouant le flacon trente-cinq fois de l'*est à l'ouest* à chaque dilution. Ceci est sacramentel. On a poussé les dilutions jusqu'à la 32e, c'est-à-dire à une fraction qui aurait pour dénominateur l'unité suivie de soixante-quatre zéros; si bien qu'à ce degré une goutte de pavot se trouve répandue dans une quantité de liquide qui serait contenue dans une sphère ayant un diamètre plus graud que la distance de la terre au soleil. Qu'on juge ce que doit être la 1500e atténuation préconisée par M. Korsakoff! Voilà où arrive la folie homœopathique. Certains homœopathes prétendent que ces doses agissent sur l'homme malade, non sur l'homme sain. M. Trousseau prétend que les expériences sur l'homme sain ont été faites par Hahnemann et par ses disciples avec ces atténuations prodigieuses. M. Trousseau a obtenu, avec des nonpareilles sortant de chez le confiseur, des effets aussi positifs qu'avec les globules homœopathiques, chez certaines femmes irritables, grâce à la solennité de l'administration.

L'Hindou meurt en tenant la queue de sa vache. Le mahométan regarde du côté de la Mecque ou fait un pèlerinage aux trois poils de la barbe de Mahomet. Au Thibet, le prêtre écrit le nom d'un médicament sur un morceau de papier, mâche le papier, en fait une pilule, la fait avaler, et le malade est guéri. Entre le globule homœopathique, la pilule du lama, le pèlerinage aux trois poils de Mahomet (et M. Trousseau aurait pu ajouter la queue de la vache de l'Hindou), il n'y a véritablement pas une très-grande différence.

Enfin les témoins des guérisons empiriques, les témoins croyants, les témoins complaisants, ceux qui ont vu, qui croient avoir vu, qui ont mal vu, contribuent à perpétuer l'empirisme. Les rois de France et d'Angleterre guérissaient un grand nombre d'écrouelles en les touchant. Cent mille témoins l'attestaient. Ils avaient assisté à ce grand spectacle. Ils avaient vu le roi mettre au cou des malades un petit ruban auquel pendait une pièce d'or.

« Si les empiriques, dit M. Trousseau, étaient capables de recevoir les enseignements de l'expérience, j'en prendrais plus aisément mon parti ; mais ils sont certainement de bien dangereux théoriciens, des théoriciens plus dangereux que les dogmatistes eux-mêmes. Laissez-moi vous dire pourquoi.

« On reproche aux dogmatistes leur inflexibilité. Le dogmatiste a un système, il a des principes, il marche suivant ces principes; le dogmatiste est inflexible, il doit l'être jusqu'à nouvel ordre. Il dit quelquefois : « Périsse « le malade plutôt qu'un principe! »

« Il a tort, j'en conviens, de tenir ce langage, mais il le fait en vertu d'une conviction raisonnée; il a étudié longtemps, il est éclairé ; il n'a pas une expérience suffisante, je l'accorde, mais il est instruit, il est apte à juger, et dans un temps qui ne va pas être bien long, ce systématiste, ce dogmatiste, va s'apercevoir que les faits parlent haut, et il perdra bientôt quelque chose de l'inflexibilité de ses systèmes et de ses doctrines. Bientôt il va être ramené où sont ramenés tous les dogmatistes à la fin de leur vie médicale, à la médecine d'expérience, à la véritable médecine empirique, expérimentale.

« Mais il n'en est pas de même de l'empirique grossier. Il ne voit que la maladie et qu'un malade, jamais deux malades ; il ne saisit aucune différence ; le remède, il l'applique d'une manière inflexible; rien ne pourra le changer, parce qu'il n'a pas en lui les connaissances nécessaires pour cela, et parce que, faisant appliquer presque toujours le remède par des mains étrangères, il sera à tout jamais incapable de juger du bien ou du mal qu'il a fait. En un mot, l'empirique, je ne saurais trop le répéter, est bien plus dangereux que le dogmatiste le plus violent. » (*Conf.*, p. 56-57.)

Une machine donne la vie à un immense atelier; si elle s'arrête, on n'ira pas chez le marchand de vin prier quelque ivrogne de venir la réparer. Si un navire est en péril, on ne va pas chercher à fond de cale un passager obscur pour prendre le gouvernail.

« Ah! messieurs, s'écrie M. Trousseau en terminant, n'attendez pas que l'empirique avide ait pris le dernier joyau de l'artisan, l'anneau des fiançailles, en échange d'un médicament menteur et dangereux; appelez un médecin qui exerce honnêtement son métier, qui l'a étudié, et, s'il n'a pas le bonheur de vous guérir, du moins lui sera-t-il donné de vous consoler. »

IV

EXPÉRIENCE ET THÉORIE.

Finalement, qu'est-ce donc que le rationalisme, la théorie, le système, si ce n'est le résultat des faits réduits en principes?

FOUGET.

M. de Lamartine a dit qu'il avait commencé son histoire girondin, et qu'il l'avait finie montagnard. M. Trousseau a commencé ses conférences empirique, et il les a finies dogmatiste. On pouvait prévoir cette énorme contradiction dès le début de la première conférence. Que M. Trousseau, en se proclamant empirique, déclarât ne vouloir défendre l'empirisme que dans une certaine mesure, cela indiquait tout au plus une réserve prudente de sa part, mais ne l'engageait en rien. Il pouvait se proposer de tracer les limites du domaine expérimental, pour y asseoir l'empirisme sur des bases inébranlables, une fois pour toutes les questions d'ontologie et de métaphysique écartées. Mais ce qui faisait pressentir le revirement et le rendait en quelque sorte fatal, c'est la définition donnée par M. Trousseau de l'empirisme, l'expérience indépendante de toute théorie. Étant posée cette définition, qui a fait la gloire de Chomel et qui fait encore la célébrité de M. Louis (la gloire et la célébrité, double ironie!), M. Trousseau était pris entre les deux cornes de ce dilemme : Ou rester dans les termes de cette définition, en déduire les conséquences rigoureuses, et arriver à l'absurde; ou s'échapper par la tangente, en abdiquant toute prétention à la science, mais en restant homme d'esprit. C'est ce dernier parti auquel M. Trousseau s'est arrêté.

M. Trousseau n'a donné qu'une partie de la traduction d'ἐμπειρία. Ἐμπειρία ne veut pas dire seulement *expérience*, il signifie encore *habileté*. Et, en effet, à quoi sert l'expérience si l'on n'est habile à en tirer profit et utilité? Que le premier fait expérimental soit dû à l'instinct, c'est ce que personne ne contestera. Dès l'instant que ce fait est conservé dans la mémoire, il passe à l'état d'observation. Mais le second fait semblable, qu'il soit répété par le même individu, ou, sur ses données, par un autre, constitue la première expérimentation, et se rattache au premier par une théorie : Observation, expérimentation, théorie, expérience, quatre termes inséparables de la même série, que l'on désigne sous le nom d'empirique, comme on désigne les progressions par différence ou par quotient sous les noms d'arithmétiques ou de géométriques.

Un homme est brisé par la fatigue, il est courbaturé; il se tient au repos : fait instinctif. Il a soif, il boit de l'eau : fait instinctif encore. Il guérit, première observation dont il tiendra compte en temps et lieu. Il meurt; première observation encore, dont le voisin gardera le souvenir. Supposons-le guéri. Il prend une nouvelle courbature. Il se rappelle sa première observation. Il se décide à employer les mêmes moyens, sans savoir s'il réussira comme la première fois, mais en vertu de ce jugement, de cette présomption, que les mêmes moyens, dans les mêmes circonstances, auront les mêmes effets. Il se met au repos; il boit de l'eau : expérimentation. Il guérit, et il en conclut que le repos et l'eau sont les antidotes de la courbature et de la fatigue : théorie. A un troisième accident, il est disposé à recommencer pour lui-même, ou à conseiller à un autre les mêmes moyens, en vertu de son observation, de son expérimentation, de sa théorie, de son expérience en un mot. Mais, au lieu de guérir, il meurt. Le voisin, qui a vu le succès dans le premier cas, l'insuccès dans le second, reste perplexe, incertain, s'enquiert de nouvelles observations, tente d'autres expérimentations, remplace l'eau froide par l'eau chaude, le repos par l'exercice, combine ces moyens deux à deux ou les réduit à un seul, et ne s'arrête qu'en vertu d'une discussion attentive et approfondie des faits, à la conclusion qu'il considère comme le résultat de l'expérience.

Θεωρία, *contemplation*, *méditation*, THÉORIE. L'empirisme, ou la médecine expérimentale, même à son origine, à son état rudimentaire, comprend donc l'observation, l'expérimentation, la théorie, l'expérience en somme, qui résulte de la contemplation, de la méditation des faits, de leur enchaînement, qu'ils se soient produits spontanément, sous une impulsion instinctive, chez nous ou hors de nous, ou qu'ils aient été provoqués dans un but de contrôle ou de découverte.

Que l'empirique, le plus illustre comme le plus grossier, s'en rende compte ou non, les choses ne se passent pas autrement dans son esprit. Tant qu'il reste dans ce cercle, tant qu'il ne cherche la vérité que dans les faits, tant qu'il ne substitue pas à leur ordre naturel un arrangement arbitraire, à leur enchaînement, à leur signification vraie, des hypothèses sur leur cause première, sur leur cause finale, sur leur nature, il reste empirique. Dans le cas contraire il devient dogmatiste, systématique.

L'expérience indépendante de toute théorie! et c'est à des ouvriers, à des élèves de l'Association polytechnique, à des élèves du Conservatoire des arts et métiers, que M. Trousseau s'adressait! Mais le dernier d'entre eux aurait pu répondre au professeur qu'il n'y a pas deux faits liés entre eux par un rapport sans une théorie; qu'en arithmétique il y a la théorie de la numération, la théorie des quatre opérations fondamentales, la théorie des fractions ordinaires et décimales, la théorie du plus grand commun diviseur, la théorie des nombres premiers, la théorie des racines carrées et cubiques, la théorie des proportions et des progressions, la théorie des logarithmes; qu'en géométrie il y a la théorie des lignes droites et courbes, des surfaces planes et courbes, la théorie des parallèles; qu'en physique il y a la théorie de la pesanteur, la théorie du son, du calorique, de la lumière, de l'électricité, etc., etc.; qu'aucune de ces théories n'exclut les hypothèses, et que ces deux mots, théorie et hypothèse, confondus par M. Trousseau, n'ont nullement la même signification. La théorie n'est que l'expression des rapports qui existent entre les faits et des lois qui les régissent. L'hypothèse est une simple supposition sur la manière dont les faits se produisent. Que l'on admette en physique l'hypothèse des deux fluides; que l'on dise, avec la plupart des physiciens : les choses se passent comme s'il y avait deux fluides, l'un positif, l'autre négatif, etc.; ou avec Franklin et la minorité : les choses se passent comme s'il n'y avait qu'un seul fluide, etc.; les lois des attractions et des répulsions électriques, de la répartition de l'électricité sur les corps selon leur nature, leurs surfaces, leurs formes; la loi des affinités électriques, la théorie électrique enfin, n'en subsistent pas moins.

M. Trousseau s'est arrêté à cette phrase stéréotypée des dictionnaires et des manuels sur la grande, l'immortelle secte des empiriques : « Ils s'en tenaient à l'expérience et excluaient tout raisonnement; tandis qu'au contraire les dogmatistes, partant de l'expérience, s'élevaient par le raisonnement aux plus hautes spéculations. » L'histoire un peu moins superficiellement étudiée, aurait appris à M. Trousseau que les empiriques de tous les temps ont examiné les faits, les ont discutés, critiqués, contrôlés; qu'ils ont appliqué à ces opérations toutes les forces de leur entendement, toute la puissance de leur raisonnement; tandis que les dogmatistes ont incessamment poursuivi de leurs efforts stériles des solutions impossibles, scandalisé le monde par leurs querelles, entravé la marche du progrès par l'abus le plus odieux de leur influence, imposé leurs systèmes arbitraires par la violence et même par les plus cruelles persécutions.

Périsse le malade plutôt qu'un principe! voilà la devise de ces jacobins auxquels M. Trousseau donne sa bénédiction et qu'il absout avec plus d'indulgence encore que monseigneur Bienvenu, dans le fol espoir qu'ils se convertiront, *in extremis*, à la médecine expérimentale!

V

BEAUX-ARTS, SCIENCES, INDUSTRIE.

La série est la condition suprême de la science, comme de la création elle-même.

P. J. Proudhon.

M. Trousseau se dit empirique, et il ne sait pas ce qu'est l'empirisme ; il se dit artiste, et il ne sait pas ce qu'est l'art ; il sait si peu ce qu'est la science, qu'il se glorifie de n'être pas seulement un savant, et qu'il se fait applaudir en jouant le rôle du *savant malgré lui*.

Or la science, au point de vue philosophique le plus élevé et le plus général, la science n'est autre chose que l'expérience, c'est-à-dire la recherche de la vérité par la méthode expérimentale, et sa démonstration évidente. Elle est constituée par l'ensemble de nos connaissances positives relativement aux phénomènes matériels et intellectuels. De là sa division si nettement établie par Ampère en deux grands embranchements : les sciences cosmologiques et les sciences noologiques. Toutes, soit qu'elles aient pour objet l'étude des phénomènes matériels ou des abstractions auxquelles ils ont donné lieu, soit qu'elles aient pour objet les opérations intellectuelles, les procédés de l'entendement et ses lois ou la dialectique, toutes sont essentiellement expérimentales.

M. Trousseau a parfaitement saisi et mis en relief la part de l'instinct, de l'expérience spontanée ou aidée du raisonnement le plus rudimentaire, dans l'histoire du levier, de la roue, de la poulie; mais il ne s'est point arrêté aux déductions fécondes, aux lois positives, que la méthode expérimentale en a peu à peu tirées et qui constituent aujourd'hui cette science admirable, la théorie de l'équilibre, la théorie des forces, la statique et la dynamique, en un mot, la mécanique.

Il a déroulé, dans une page que je n'hésite pas à appeler sublime, et que je regrette de n'avoir pu citer en entier, le développement expérimental de notre langue, aujourd'hui si sonore, si pure et si claire; mais il n'a pas fait ressortir qu'une fois constituée par Molière, elle a librement et majestueusement suivi sa voie, sans être arrêtée de nouveau par les laborieux expériments de Malherbe, de Montaigne, de Ronsard, de Marot, de Rabelais, de Louis XI et de Froissart.

« Aujourd'hui, dit M. Trousseau, l'empirisme est loin; vous ne le voyez pas, mais ceux qui remontent dans l'histoire de l'art qu'ils pratiquent voient l'empirisme, ils le voient partout. »

Cela est vrai, ils le voient encore autour d'eux, non plus dans l'enfance, comme aux premiers âges, non plus dans les audacieuses tentatives de la jeunesse, à l'âge de la renaissance, mais dans son ample maturité, scientifique, méthodique, rationnel. Et M. Trousseau, pour ne l'avoir pas vu ainsi, pour n'avoir vu qu'un petit empirisme chétif, avec l'instinct pour squelette, le hasard pour tout appareil, l'induction pour aliment, un petit empirisme horriblement rachitique, s'en est bien vite dégoûté, et lui a substitué le fameux dogmatisme qu'il regarde comme le *nec plus ultra* du progrès, et qu'il a coiffé du bonnet rouge, pensant le faire ainsi plus facilement agréer de son auditoire démocratique.

Depuis Descartes, toutes les sciences étant fondées sur le terrain solide de l'expérience, n'ayant d'autre méthode que la méthode expérimentale, sont exactes au même titre ou doivent le devenir. La métaphysique, restreinte désormais à la logique, à la dialectique, à l'étude des procédés de l'entendement et de ses lois, est aussi rigoureuse que les mathématiques, et comme elles essentiellement expérimentale. Les formules, aujourd'hui surannées, de la syllogistique étaient la plus haute expression de l'expérience acquise du temps d'Aristote, et, au moyen âge, du temps de saint Thomas. Depuis Descartes, et malgré la forme syllogistique qui lui est familière, la dialectique n'est plus que l'application aux procédés de l'entendement de la méthode commune aux sciences physiques et mathématiques, c'est-à-dire de la méthode expérimentale. Celle-ci, à son tour, transportée sur le terrain des sciences morales, politiques, économiques, historiques, leur a imprimé ce prodigieux mouvement qui agite l'Europe intellectuelle depuis deux siècles.

La méthode expérimentale dans les sciences exactes, dans les mathématiques, voilà qui fera sourire M. Trousseau! L'instinct, le hasard, l'induction, voilà toute la méthode pour M. Trousseau, et, dès lors, il est conséquent avec lui-même en n'accordant pas le titre de science à un art, à un métier qui n'a pas d'autres ressources. Mais, s'il y avait réfléchi, il aurait reconnu que les sciences exactes ne sont pas arrivées de plein saut à leur apogée, qu'il y a loin d'Euclide à Laplace, de Ptolémée à Copernic, de Roger Bacon à Lavoisier. L'arithmétique, la science des nombres, c'est-à-dire d'une abstraction, est partie de l'empirisme le plus rudimentaire. Celui qui, le premier, a compté sur ses doigts, non pas même jusqu'à dix, mais jusqu'à deux, a jeté la base de notre admirable théorie de la numération. La première démonstration arithmétique, à savoir, que deux et deux font quatre, est purement empirique, expérimentale. La démonstration de l'exactitude de chaque chiffre obtenu au quotient pour les différents ordres d'unités est exclusivement expérimentale, puisqu'elle consiste à prouver, par le fait même, que chaque chiffre ne peut être ni augmenté ni diminué d'une unité. La géométrie, la science des dimensions; l'algèbre, la science des quantités, toutes deux ayant pour objet des abstractions, n'ont d'autres procédés que ceux de la méthode expérimentale. Tout y est comparaison, différenciation, élimination, et se résout dans une équation. La forme syllogistique n'y fait rien, pas plus que les signes conventionnels pour représenter les valeurs ou les fonctions. Et cela est aussi vrai des mathématiques dans leurs spéculations les plus élevées, du calcul différentiel, du calcul intégral, de la physique générale et de la mécanique céleste.

L'empirisme n'est donc pas, comme semble le supposer M. Trousseau, ce qui sépare les arts industriels, les métiers, des sciences véritables. Il est la base de toutes nos connaissances littéraires, artistiques, scientifiques, industrielles. Et, sous ces quatre rapports, nos connaissances ne se distinguent ni par leur point de départ, ni par leur méthode, mais par leur objet et par leurs principes. Elles ont toutes un objet commun, la recherche du bien et du beau, du vrai et de l'utile. Mais elles ont plus particulièrement pour objet la culture du bien, du beau, du vrai, de l'utile : les belles-lettres, par l'expression de nos passions et de nos sentiments s'adressant à l'esprit ; les beaux-arts, par cette même expression sous une forme différente et s'adressant à nos sens; les sciences, par l'étude de la nature et de ses lois ; l'industrie, par les perfectionnements matériels. Toutes ont pour point de départ un besoin instinctif, mais chacune un besoin instinctif spécial. Toutes ont pour se développer le même instrument, l'expérience, la méthode expérimentale, mais chacune avec des modifications en quelque sorte organiques, découlant du sujet, du milieu et du but. Toutes enfin ont leurs règles, variables comme l'esprit humain lui-même, mais d'autant plus propres à chacune d'elles, et d'autant plus stables, que chacune se circonscrit dans des limites plus précises.

La littérature et les beaux-arts ont pour condition essentielle la vraisemblance; les sciences, la vérité, qui quelquefois peut n'être pas vraisemblable; les arts industriels, le possible.

L'expression littéraire et artistique est d'autant plus parfaite qu'elle produit plus d'illusion, et fait mieux croire à la vérité absente; tandis que la science est d'autant plus positive qu'elle touche de plus près à l'évidence; l'industrie, d'autant plus élevée que le résultat est en raison inverse du travail manuel.

En résumé, la science a pour objet la nature dans toutes ses manifestations; l'art, et j'entends par ce mot la littérature et les beaux-arts, l'art a pour objet l'idéal. La science cherche le bien, l'utile, le beau, dans le vrai; l'art le vrai, le bien, l'utile, dans le beau. La science a ses procédés de démonstration et de découverte donnés par la méthode expérimentale; l'art ne lui doit que ses instruments, ses notions élémentaires, ses règles les plus communes. La science s'élève lentement du concret à l'abstrait; l'art part de l'abstraction pour lui donner un corps, une forme, une expression. La science ne dégage l'unité que par de longues et incessantes opérations; l'art s'empare de l'unité par une sorte d'inspiration, d'intuition. La science est essentiellement analytique, l'art essentiellement synthétique. La science est, pour ainsi dire, une œuvre collective; l'art est bien plutôt un effort de la spontanéité individuelle. La science s'impose par la raison, l'art par la passion; la science fait appel au jugement, l'art au sentiment. La science enfin est éminemment progressive, perfectible; l'art peut, dès sa première affirmation, atteindre à son apogée.

Quant aux arts industriels et aux métiers, ils ne se distinguent pas moins radicalement de la science que de l'art. Ils ne consistent, en effet, que dans des transformations utiles, soit instinctives, soit raisonnées, de la matière et de ses propriétés. Les sciences rendent compte de ces opérations en les perfectionnant; l'art les met à profit.

Chaque art en particulier se définit par ses procédés, non par son objet, qui ne saurait avoir de limites, pas plus que l'imagination. Exemple : la peinture, la sculpture, le dessin, la musique, l'art dramatique, la poésie épique, lyrique, etc.

Chaque science, chaque industrie se définit par son objet, non par ses procédés, essentiellement variables, perfectibles, et pouvant se multiplier à l'infini. Exemple : l'arithmétique, la géométrie, l'algèbre, la mécanique, la physique, la chimie, la minéralogie, la botanique, la zoologie, la géologie, la biologie, la thérapeutique, etc., la menuiserie, la serrurerie, la maçonnerie, la tannerie, la cordonnerie, la passementerie, la teinture, l'imprimerie, l'imprimerie sur étoffes, etc., etc.

Ainsi classées, définies, nos connaissances, ai-je dit, ont toutes pour origine un besoin instinctif, pour point de départ une première observation spontanée, et non, comme le dit M. Trousseau, due au hasard, pour instrument l'expérience, c'est-à-dire l'observation recueillie, ou l'observation provoquée, l'expérimentation. Mais, distinctes à leur origine par leur objet, elles se séparent d'autant plus profondément les unes des autres qu'elles se spécialisent, se circonscrivent, se constituent d'une manière plus rigoureuse, et alors leurs caractères, non-seulement différentiels, mais encore constitutifs, se déduisent des applications plus ou moins étendues qu'elles font de la méthode expérimentale.

J'entends par méthode expérimentale l'ensemble des procédés au moyen desquels l'esprit humain, dépassant l'analogie, l'induction, l'hypothèse, le système, s'empare des données de l'empirisme, et s'élève à l'abstraction des rapports qui unissent ou séparent les phénomènes, à la démonstration rigoureuse des lois qui les régissent, en un mot, à leur théorie. L'observation, l'expérimentation, l'équation, la déduction, l'analyse, la synthèse, la sériation, l'antinomie, la dialectique enfin dans sa plus haute expression, telles sont les opérations matérielles et intellectuelles qui constituent la méthode expérimentale.

Or, la littérature et les beaux-arts, au point de vue subjectif, ne relèvent d'elle que pour leurs procédés; au point de vue objectif, leur matière est empruntée aux sciences d'observation, et la méthode expérimentale ne leur peut être appliquée que comme critique, conformément aux lois d'une science particulière, l'esthétique. Les arts industriels ne font presque point usage de la théorie, encore moins de l'hypothèse, et ne dépassent guère, dans le domaine intellectuel, l'analogie et l'induction. Les sciences seules s'élèvent de l'observation primitive, par la dialectique expérimentale, à l'abstraction, c'est-à-dire à la généralisation, à l'unité, à la raison des choses.

J'emploie ici le mot *raison* dans son sens étymologique, exclusivement expérimental et scientifique : *ratio*, mesure, proportion, relation. Elle ne peut être donnée que par une suite de comparaisons, d'éliminations, d'équations, se résolvant en une unité ou mesure commune. Ainsi tous les corps de la nature ont pour caractère commun l'accroissement. Deux autres abstractions, la vie et la sensibilité, suffisent à Linné pour les partager en trois règnes : *Mineralia crescunt; vegetabilia crescunt et vivunt; animalia crescunt et vivunt et sentiunt*. Accroissement, unité ou raison commune à tous; vie, unité ou raison commune aux végétaux et aux animaux;

sensibilité, unité ou raison commune aux animaux.

Toutes les classifications naturelles appliquées aux minéraux, aux végétaux, aux animaux, les idées générales qui en résultent, autant d'abstractions fondées sur des rapports constants et expérimentalement démontrés : la constance des angles dans les cristaux, la dépendance mutuelle des formes cristallines, la loi de symétrie, l'isomorphisme, les caractères chimiques, pour les minéraux; le nombre des cotylédons ou leur défaut pour les végétaux ; la situation intérieure ou extérieure du squelette, ou son absence pour les animaux, etc., etc. De même, dans les classifications anatomiques et pathologiques, les os, les muscles, les organes splanchniques, les vaisseaux, les nerfs ; les pyrexies, les phlegmasies, les hypertrophies, les atrophies, les dégénérescences, etc., chaque groupe présentant un rapport commun qui relie entre elles toutes ses parties constituantes et donne le caractère, la raison, qui le distingue des autres groupes.

En chimie, les nombres proportionnels, les combinaisons définies, les lois de l'affinité et des substitutions, qu'est-ce autre chose que des rapports, la raison des phénomènes chimiques?

En physiologie, la circulation, la respiration, la digestion, les sécrétions, la sensibilité, la motilité, autant d'abstractions, réunissant sous un même mot les actes si nombreux, si divers, si complexes de chacune de ces importantes fonctions.

Ce qui est vrai des sciences descriptives, des sciences expérimentales proprement dites, ne l'est pas moins des sciences dites abstraites comme les mathématiques, l'arithmétique, l'algèbre, la géométrie, etc.

Une science existe du jour où son objet est déterminé, circonscrit, limité. Essentiellement progressive, incessamment perfectible, elle réunit peu à peu ses matériaux ; elle les classe successivement d'une manière plus ou moins arbitraire, plus ou moins systématique, plus ou moins logique, jusqu'à ce qu'elle les range dans un ordre méthodique et selon leurs rapports naturels. Elle se développe par une série d'évolutions, de réformes, d'affirmations et de négations, jusqu'à ce qu'elle se constitue par la division de son objet, par la netteté de ses principes, par la formule d'une première loi, enfin par la certitude croissante de ses procédés, de ses démonstrations, de sa méthode. Parvenue à ce point, elle comprend l'ensemble de nos connaissances positives, relativement à son objet, et poursuit sa voie d'un pas assuré vers un but qui recule sans cesse et qu'elle n'atteindra jamais, aucun terme ne pouvant être assigné à ses recherches.

Une science est donc constituée dès l'instant qu'elle a un objet précisé dans son unité comme dans ses parties, un premier principe, une première loi, une méthode éprouvée.

VI

LA MÉDECINE EST UNE SCIENCE.

> Les sciences naturelles ne sont pas arrivées d'un pas uniforme à leur état actuel. Longtemps leurs progrès ont été retardés par des obstacles dont le plus puissant a été la fausse direction des études.
>
> PÉCLET.

De ces notions si simples, s'il ne les eût pas volontairement négligées, M. Trousseau aurait pu faire, devant son auditoire, une application non moins utile qu'intéressante à la médecine. Il aurait montré la médecine cherchant ses lois à travers les tâtonnements de l'expérience et les entêtements du dogmatisme, absolument comme l'arithmétique avant Napier, l'algèbre avant Descartes, la physique avant Newton, la chimie avant Lavoisier, la botanique avant Tournefort et les de Jussieu, la zoologie avant Buffon, Geoffroy Saint-Hilaire et Cuvier, la minéralogie avant Haüy, l'astronomie avant Copernic, Galilée et Képler. Il aurait déploré que la médecine ne se fût pas élevée comme ces sciences, par une abstraction puissante, à la formule de quelques lois fondamentales; mais à l'aide de quelques faits qu'il a cités, et de quelques autres beaucoup plus importants, qu'il a négligés, comme la tolérance, l'inoculation, la vaccine, il aurait prédit pour un avenir prochain un de ces grands progrès qui créent une science ou la régénèrent en lui imprimant une nouvelle impulsion.

Même dans l'état d'infériorité et de misère où M. Trousseau nous la montre et où la détiennent les Facultés et les Académies, la médecine est une science. Elle est incomplète, elle le sera toujours : cela est certain. On peut l'affirmer d'elle comme de toutes les autres sciences, mais sans jamais, pour cela, confondre l'une plus que les autres avec la littérature, les beaux-arts et les arts industriels.

La médecine, en effet, existe depuis qu'Hippocrate l'a radicalement séparée de la religion et de la philosophie. Son objet est clairement défini : la conservation et le rétablissement de la santé. De là ses deux divisions primordiales : l'hygiène et la thérapeutique.

Comme M. Trousseau, nous ne nous occuperons que de cette dernière.

Bien plus longtemps qu'elle, les autres sciences sont restées sous la dépendance de la philosophie et confondues entre elles sous le nom général de physique. De Thalès à Pythagore, d'Aristote à Roger Bacon, de saint Thomas à Descartes, les sciences naturelles, physiques, chimiques, mathématiques sont étudiées dans leur ensemble. Aucune d'elles, si l'on peut ainsi dire, n'a d'existence propre, et ce n'est qu'à partir du dix-septième siècle qu'on remarque leur tendance respective à se circonscrire, à se distinguer, à se spécialiser.

Le premier, Hippocrate a posé le problème fondamental de la médecine : Comment se comportent les maladies livrées à elles-mêmes, dans des conditions hygiéniques variables, indépendamment de toute action médicamenteuse?

Le second problème s'était posé antérieurement et spontanément : Quels moyens doit-on opposer aux maladies? Les affirmations théurgiques et empiriques une fois détruites par la négation d'Hippocrate, la question préjudicielle soulevée par celui-ci changea les termes de la seconde, et on se demanda dès lors : Quelle est l'influence de chaque médicament, de chaque combinaison médicamenteuse, de chaque médication enfin, sur chaque maladie?

Or, la première solution ayant été laissée incomplète par Hippocrate, aucun effort nouveau n'ayant été tenté pour la poursuivre, chaque maladie ayant été instinctivement combattue à outrance, *per fas et nefas*, par les empiriques comme par les dogmatistes, la seconde question était insoluble. Pratiquement, l'éternité tout entière n'eût pas suffi à l'humanité pour en rassembler tous les éléments. Dans de tels termes et dans de telles conditions, les efforts de vingt-trois siècles devaient rester impuissants à l'élucider. Comment en eût-il pu être autrement? La thérapeutique, puisant ses ressources dans toutes les autres sciences, devait se constituer la dernière, même après les plus élevées parmi les sciences noologiques, la psychologie et la dialectique.

Que la médecine, la plus ancienne de toutes les sciences, soit aujourd'hui relativement la moins avancée, c'est un fait qu'il faut accepter sans honte, sans faiblesse, sans opposition systématique, sans réserve inutile. Il a sa raison et en quelque sorte sa légitimité historique. En aucun cas il ne saurait être pour la médecine un motif d'accusation, encore moins de condamnation.

De l'observation comparative des maladies, selon qu'elles étaient livrées à elles-mêmes ou soumises à l'empirisme grossier de son temps, Hippocrate déduit le premier principe de la thérapeutique : *Natura medicatrix.* Formulé dans ces termes absolus, un tel principe ne conclut à rien de moins qu'à la négation de la médecine. Hippocrate échappe à cette conséquence fatale en combinant ce principe avec le suivant : *Quæ ducere oportet, quo maxime vergunt, eo ducenda per loca convenientia.* La nature guérit, mais à la condition que ses efforts soient soutenus, secondés, dirigés convenablement. Par une de ces aperceptions qui n'appartiennent qu'à l'observateur de génie, partant d'un petit nombre de faits, Hippocrate fonde du même coup, sur cette double affirmation et de la puissance de la nature et de la puissance des médicaments, les bases inébranlables de la pathologie, de la matière médicale et de la thérapeutique.

Restait pour chaque cas particulier à connaître, d'une part, la tendance des efforts de la nature, et, d'autre part, les moyens les plus propres à favoriser cette tendance ou à la diriger. Des premières données de l'expérience, comme de l'objet même de la médecine, surgissaient, sous une autre forme, les deux questions posées plus haut. Elles se présentaient expérimentalement après s'être présentées logiquement et en quelque sorte spontanément.

Leur solution, comme nous l'avons démontré, étant

impossible sans une nouvelle transformation, et tant que toutes les sciences n'auraient pas atteint un degré de développement suffisant, les théories basées sur des notions incomplètes devaient fatalement aboutir à des hypothèses successives, à une série de dogmatismes dont chacun serait la négation de tous les autres, et représenterait, à un moment donné, la vérité relative, ou une nouvelle portion de vérité, une affirmation nouvelle ou une négation, conquêtes de l'expérience.

Le dogmatisme, M. Trousseau l'a remarqué, est inhérent à l'esprit humain, mais il aurait dû ajouter qu'il s'affaiblit dans les sciences au fur et à mesure que celles-ci progressent, et qu'il en disparaît complétement le jour où elles sont constituées. Le dogmatisme domine l'arithmétique et les mathématiques avec la philosophie des nombres de Pythagore. En astronomie, il constitue l'astrologie; en physique, il règne par le plein et le vide jusqu'à Pascal; en chimie, il préside à toutes les recherches de l'alchimie jusqu'à la constitution de la chimie moderne. Comment la médecine eût-elle échappé à cette loi?

L'homme veut pénétrer la cause et la nature ou l'essence des choses, c'est-à-dire l'impossible. Le peu qu'il sait des phénomènes et de leurs lois lui paraît une notion suffisante, et il la tient pour définitive. Là est l'origine de tous les dogmatismes. Il ne faut rien moins que les tentatives infructueuses d'une curiosité insatiable pour ramener la science à son véritable objet, lui tracer ses limites, l'arracher aux hypothèses, aux solutions anticipées, à l'autorité des dogmes reçus, la replacer enfin sur le terrain qu'elle ne doit plus désormais abandonner, le terrain expérimental. M. Trousseau aurait pu sommairement montrer ainsi à ses auditeurs la raison historique du dogmatisme thérapeutique d'Hippocrate, avec toutes ses contradictions : les maladies sont guéries par leurs contraires, souvent par les moyens qui peuvent produire des maladies semblables, quelquefois enfin par des moyens spécifiques ou inconnus. Il aurait pu leur donner la raison historique du méthodisme, du *strictum* et du *laxum* de Thémison, renouvelé depuis par Rasori et par Broussais; du pneumatisme, de l'humorisme de Galien, de l'archée de Paracelse et de Van Helmont, du chimisme de Silvius, du mécanicisme de Borelli, de l'animisme de Stahl, de l'éclectisme d'Hoffmann et de Boerhaave, du vitalisme de Bordeu, de Barthez et de Bichat, du nosologisme de Pinel, du fameux spécificisme de Bretonneau, enfin du scepticisme moderne.

L'œuvre de ces vingt-trois siècles était nécessaire; elle n'a pas été stérile. Composée d'empirisme barbare, d'expérimentations ingénieuses ou grossières, de recherches patientes, d'observations minutieuses, de spéculations sans nombre, depuis les plus bizarres jusqu'aux plus élevées, elle correspond, dans la tradition médicale, aux nombres sacrés, aux figures cabalistiques, à l'horreur de l'eau pour le vide jusqu'à trente-deux pieds, à la recherche du mouvement perpétuel, de la pierre philosophale et de la quadrature du cercle, aux persécutions de Colomb et de Galilée, à l'assassinat de Ramus, à la proscription volontaire de Descartes, à l'exil de Bayle, aux invasions des barbares, aux guerres internationales, civiles et religieuses, au terrorisme de Robespierre, aux révolutions dont nous avons été nous-mêmes témoins, en un mot, à ces inexorables épreuves de larmes et de sang que coûte chaque progrès à la science comme à la société.

Donc, l'empirisme et le dogmatisme, caractères essentiels à toutes les sciences mathématiques, physiques, chimiques, naturelles, politiques, économiques, sociales, bien loin d'infirmer l'existence scientifique de la médecine, ne servent qu'à l'attester et à la démontrer.

Le progrès est à ce point la loi commune de toutes les sciences, leur principe antérieur et supérieur, si je puis ainsi dire, qu'une science, existant par la définition de son objet, peut se développer en partant des principes les plus erronés. Il en a été ainsi, et nous venons de le voir, de la physique, de l'arithmétique, de l'astronomie, de la chimie, etc. Il en serait de même de la médecine, si, par impossible, les deux principes formulés par Hippocrate étaient reconnus comme erronés. Il suffirait de les réfuter et de les réduire à l'absurde par une démonstration expérimentale, semblable aux démonstrations algébriques et géométriques. Une science qui existe se développe fatalement et arrive fatalement à se constituer. Une fois donné l'objet de la physique : l'étude des propriétés des corps pondérables et des corps impondérables; les quatre propriétés essentielles de la matière ne fussent-elles pas connues, on pourrait affirmer le développement de la physique et sa constitution dans un avenir plus ou moins rapproché.

M. Trousseau limite la méthode expérimentale en médecine à ces trois procédés : le hasard, l'expérience, l'induction. Eux seuls jouent un rôle dans les faits qu'il cite.

Le Péruvien, en prenant de la décoction de quinquina, au lieu des boissons amères auxquelles il était expérimentalement habitué, a fait une induction; son induction a porté juste, par hasard, je le veux bien; mais enfin c'est une induction. Sa fièvre est coupée. Sydenham répète l'expérience; elle réussit. Talbot la répète pour Louis XIV, malgré la Faculté; elle réussit encore. M. Trousseau, après tant d'autres, la renouvelle. Mais M. Trousseau ne nous dit pas combien, parmi ces nombreuses tentatives, ont échoué; combien de fièvres intermittentes ont résisté ou résistent encore au quinquina. *Premier élément* du problème écarté par M. Trousseau.

Par induction, M. Trousseau applique le quinquina à la névralgie faciale, dont la périodicité diffère sensiblement de celle de la fièvre intermittente, mais qui, du moins, a ceci de commun avec cette dernière, de présenter des accès. L'essai réussit. Combien de fois? M. Trousseau ne le dit pas. Mais M. Jobert de Lamballe pourrait lui dire combien de fois il ne réussit pas, lui qui, en présence de l'inefficacité du quinquina, en arrive à la cautérisation transcurrente, et même, si je ne me trompe, à l'incision ou plutôt à la résection du nerf, qu'Aug. Bérard a pratiquée plusieurs fois. *Deuxième élément* du problème écarté par M. Trousseau.

Le célèbre professeur a trouvé le quinquina si utile contre les accès de la fièvre intermittente et contre la douleur dans la névralgie, que, par induction, il est conduit à l'employer contre la douleur dans le rhumatisme aigu. Et il guérit. Combien de fois sur un nombre donné? Il ne le dit pas; mais, malheureusement, les faits de la Pitié, de la Charité et de la Maison municipale, nous le disent. *Troisième élément* du problème écarté par M. Trousseau.

Comment se comportent la fièvre intermittente, le rhumatisme aigu, la névralgie sus-orbitaire, livrés aux seules ressources de l'hygiène? Si M. Trousseau le sait, pourquoi ne le dit-il pas? pourquoi écarte-t-il ce quatrième élément, qu'il regarde lui-même comme l'élément fondamental du problème?

Présentés, comme ils le sont, par M. Trousseau, ces trois faits conduisent à administrer le quinquina contre toutes les névralgies sus-orbitaires, contre tous les rhumatismes aigus, contre toutes les fièvres intermittentes. C'est de l'empirisme à la Gui Patin, le quinquina remplaçant la saignée; c'est du plus mauvais empirisme. Et si c'est là toute l'intervention de l'intelligence venant en aide au hasard et à l'expérience, Didier avec sa moutarde blanche, Leroy avec son vomi-purgatif, Guillé avec son sirop antiglaireux, Regnauld avec sa pâte (M. Trousseau l'a oublié dans son énumération), sont aussi intelligents que M. Trousseau, que Bretonneau, Broussais, Galien et Hippocrate. Mais, si M. Trousseau n'a pas toujours guéri, si le quinquina a échoué quelquefois, seulement une fois, contre la névralgie sus-orbitaire, contre le rhumatisme articulaire aigu, contre la fièvre intermittente, l'induction de M. Trousseau disparaît devant cette autre induction : de ce que le quinquina fait défaut dans un cas, à plus forte raison dans quelques cas, il peut bien se faire qu'il soit impuissant dans beaucoup d'autres, sinon dans tous; d'où la nécessité de rechercher un autre spécifique, et nous voilà ramenés aux beaux jours où l'on essayait tout contre tout, même les bézoards.

A peine de nier la science, M. Trousseau devait sortir de cette impasse; il a trouvé plus commode de nier la science.

Le hasard, l'expérience, vous apprend qu'une pierre abandonnée à elle-même, à une certaine hauteur, tombe en se précipitant vers la terre. Le hasard, l'expérience, vous apprend également que la fumée de votre cheminée s'échappe et s'élance vers le ciel, que le cerf-volant de votre petit garçon suit la même direction, que la plume de l'oiseau voltige dans l'air, comme par habitude. Vous en induisez que les corps lourds tombent à la surface de la terre, et que les corps légers se soutiennent ou s'élèvent dans l'air. Induisez, induisez à perpétuité, vous n'en saurez jamais plus. Mais examinez de plus près, livrez à leur poids des corps de densités différentes, successivement dans l'air et dans le vide, neutralisez l'action du fluide ambiant, vous verrez la balle de plomb, la balle de sureau, le morceau de papier, le duvet de l'oiseau, le caillou comme la bille d'ivoire ou d'agate, tomber avec la même vitesse. Faites tomber ces mêmes corps de hauteurs diverses, comparez leurs vitesses, calculez les espaces parcourus dans des temps différents et successifs, et vous aurez les lois de la chute des graves, la raison ou le rapport des espaces parcourus, la notion précise d'une force, de la pesanteur. Comparez ces phénomènes qui se passent à la surface de la terre à ceux qui se passent dans l'espace interplanétaire, et si vous trouvez entre eux un rapport constant, évident, vous serez immortel pour avoir fait équation entre la pesanteur et la gravitation par l'attraction.

Voulez-vous mesurer les hauteurs par le baromètre, vous tiendrez compte successivement de la différence de densité de l'air à des hauteurs variables, de la latitude et de la distance à la surface de la terre ; de l'inégalité de température des différentes couches d'air; enfin de la présence de la vapeur d'eau dans l'air.

S'agit-il du plus simple problème d'algèbre, du problème des courriers, par exemple, vous êtes conduit à une discussion aussi minutieuse. Vitesses inégales et dans le même sens, vitesses inégales et donnant lieu à un résultat négatif indiquant que la rencontre aura lieu dans un sens opposé, vitesses égales rendant la rencontre impossible, etc.

Si M. Trousseau, tout en tenant compte des insuccès, avait appliqué de cette manière la méthode expérimentale aux trois cas relatifs au quinquina, il serait arrivé à un tout autre résultat.

Il aurait d'abord soustrait la névralgie sus-orbitaire, le rhumatisme et la fièvre intermittente à toute médication, comme tout à l'heure le physicien les différents corps à toute action étrangère, et il aurait dit avec Hippocrate : *Natura medicatrix.*

Il aurait comparé ensuite les résultats de la médication quinique à ceux de l'abstention; il serait arrivé à un résultat variable, au lieu d'un résultat constant, et il aurait dit : Le quinquina influence la marche de la névralgie sus-orbitaire et du rhumatisme aigu d'une manière défavorable dans la plupart des cas, favorable dans un très-petit nombre. Il guérit quelques fièvres intermittentes, mais ne les guérit pas toutes.

Et, comme le physicien, comme l'algébriste, pour se rendre compte de ces différences, de ces solutions en quelque sorte contradictoires, il aurait décidé qu'avant tout il fallait connaître l'action pure du quinquina sur l'organisme, son action sur l'homme sain, abstraction faite de toute maladie ; il l'eût essayé sur lui-même ; il aurait engagé ses élèves à l'imiter ; et, à défaut de ces expériences personnelles, il aurait pu consulter celles faites par d'autres en dehors de sa direction. Il avait sous sa main le passage suivant : « L'observation de chaque jour, dit Bretonneau, prouve que le quinquina, donné à haute dose, détermine, chez un grand nombre de sujets, un mouvement fébrile très-marqué. Les caractères de cette fièvre et l'époque à laquelle elle se manifeste varient selon les individus. Le plus souvent des tintements d'oreille, la surdité et une sorte d'ivresse précèdent l'invasion de cette fièvre ; un léger frisson s'y joint ; une chaleur sèche, accompagnée de céphalalgie, succède à ces premiers symptômes, s'éteint graduellement et se termine par de la moiteur. Loin de céder à de nouvelles et plus fortes doses de ce médicament, la fièvre causée par l'absorption du principe actif du quinquina ne manque pas d'être exaspérée (*Journ. des conn. méd.-chirurg.*, t. I, p. 136). Ces effets physiologiques du quinquina, signalés dans les termes mêmes que l'on vient de lire dans la première édition de notre *Traité de thérapeutique*, avaient été méconnus et niés par la plupart des médecins de notre pays ; mais depuis quelques années des travaux ont été faits sur cette matière, et bien que les auteurs se soient attribué l'honneur d'une découverte qui appartient tout entière à Bretonneau..., leur témoignage n'est que plus précieux, et aujourd'hui il n'est pas de médecin, un peu attentif, qui n'ait tous les jours l'occasion de constater les faits sur lesquels nous venons d'insister. » (*Traité de thérapeutique et de matière médicale*, par A. Trousseau et H. Pidoux. — 6e édit., t. II, 337-338.)

Ainsi le quinquina produit entre les mains de Bretonneau, et tous les jours entre les mains du premier praticien venu, la fièvre intermittente; il en guérit quelques-unes entre les mains de M. Trousseau et du premier praticien venu; mais il ne les guérit pas toutes. — Nouveau sujet de recherche; matière à nouvelle discussion, et par conséquent à nouvelle expérimentation.

M. Trousseau fait honneur de la découverte à Bretonneau. Or, d'une part, un certain Hahnemann, quarante ans au moins avant Bretonneau, avait fait la même découverte. C'était en 1790. Il l'avait publiée en 1795, si je ne me trompe. D'autre part, ce même Hahnemann est parfaitement connu de M. Trousseau. Celui-ci, en effet, en disait dans son édition de 1841 : « Lorsque Hahnemann émit ce principe thérapeutique : *Similia similibus curantur*, il prouva son dire en l'appuyant sur des faits empruntés à la pratique des médecins les plus éclairés... Mais Hahnemann, ébloui par la vérité d'une idée qu'il avait entrevue et formulée, s'exagéra bientôt, comme tous les novateurs, l'importance de *sa découverte.* »

Or, cette découverte était précisément celle de la propriété fébrigène du quinquina. De deux choses l'une : ou M. Trousseau a lu Hahnemann, ou il ne l'a pas lu. S'il ne l'a pas lu, comment peut-il apprécier « ce qu'il y a eu de véritablement pratique dans le premier jet sorti de la tête d'Hahnemann encore jeune? » Ce sont ses propres expressions. Et s'il l'a lu, comment peut-il faire, avec une pareille assurance, honneur à Bretonneau de la découverte d'Hahnemann? Comment peut-il ignorer qu'Hahnemann a signalé, dès 1805, comme effets du quinquina sur l'homme sain, d'abord la fièvre intermittente, à peu près dans les mêmes termes que Bretonneau :

« Pandiculation. Envie de dormir le jour. Engourdissement des membres. Lassitude. Tête hébêtée et corps paresseux comme à la suite de veilles et d'insomnie. Idées se suivant lentement. Langueur de l'esprit et du corps. Faiblesse tremblante des membres. Bourdonnements d'oreilles, etc...

« Refroidissement universel ; froid des mains, des pieds, du nez. Pâleur. Congestion de sang vers la tête, chaleur du front et froid des membres. Rougeur des joues, des oreilles. Chaleur par tout le corps. Chaleurs partielles. Sueur provoquée par le moindre mouvement, » etc.

N'est-ce pas là le tableau de Bretonneau, l'ivresse prodromique et l'accès fébrile?

Hahnemann a en outre indiqué les effets suivants, déterminés sur l'homme sain par le quinquina :

« Une douleur de tête passant d'un point à un autre.

« Une douleur au front comme par un coryza.

« Une douleur pressive à la racine du nez, passant dans le côté.

« De la douleur aux tempes comme par un coryza.

« De la douleur de tête comme si le cerveau était blessé, aggravée par le moindre mouvement de la tête ou d'une de ses parties, mais surtout par une attention et une méditation soutenues, et en parlant.

« *Une douleur de tête pressive, lancinante, dans le front et la tempe, d'un seul côté.*

« Une douleur pongitive dans les extrémités des doigts,

avec engourdissement de l'avant-bras pendant la flexion.

« Douleur comme contusive dans les muscles postérieurs de la cuisse.

« Douleur des côtes pendant l'inspiration à leurs articulations. Douleur des articulations des membres, notamment du bras, de l'épaule, comme par écrasement, développée surtout par le mouvement.

« Douleur du dos et du genou, par le plus léger mouvement.

« Douleurs intolérables de l'os sacrum ; le plus léger mouvement arrache instantanément des cris.

« Douleur des articulations qui ne peuvent rester longtemps à la même place... Cette douleur force à mouvoir les membres çà et là, tantôt à les plier, tantôt à les étendre.

« Craquement des jointures. » (*Fragmenta de viribus med. positivis*, p. 92-99. Leipzig, 1805.)

Quelle singulière coïncidence ! le quinquina produit sur l'homme sain des douleurs temporo-frontales qui rappellent, à s'y méprendre, la névralgie sus-orbitaire que M. Trousseau dit guérir avec le quinquina. Le quinquina produit sur l'homme sain des symptômes musculaires et articulaires qui rappellent à s'y méprendre ceux du rhumatisme aigu, que M. Trousseau dit encore guérir avec le quinquina.

L'honorable professeur, à coup sûr, connaît parfaitement les effets pathogéniques du quinquina, puisqu'il les place, dès la seconde édition de son *Traité de thérapeutique*, sous l'autorité de Bretonneau, et les corrobore, dans la sixième édition, du témoignage de M. Briquet. S'il les eût exposés devant ses auditeurs, ceux-ci n'auraient pas manqué de faire ce rapprochement. Jusque-là rien n'eût forcé M. Trousseau à en conclure la loi de similitude. Mais, procédant comme le physicien et comme l'algébriste, il aurait fait voir qu'on était sur la voie de la solution; qu'en variant les conditions, par exemple, en diminuant les doses, en les répétant moins fréquemment, on arriverait à découvrir la raison de l'efficacité du quinquina dans certains cas de fièvre intermittente, de névralgie sus-orbitaire et de rhumatisme aigu, de son inefficacité dans d'autres, et probablement l'indication positive de son emploi. Il aurait ajouté qu'en répétant les mêmes expériences pour l'éponge, pour l'iode, pour le soufre, on est déjà arrivé à distinguer pour chaque médicament administré à l'homme sain, des effets primitifs et des effets secondaires qui en diffèrent sensiblement; que dès lors la marche naturelle d'une maladie étant connue, de la pneumonie, du rhumatisme aigu, de la fièvre intermittente, de la névralgie sus-orbitaire, de l'amygdalite, du croup, de la fièvre typhoïde, etc., il est possible de déterminer expérimentalement :

1° A quelle dose un médicament commence à produire des effets primitifs; à quelle dose il devient toxique; jusqu'où, dans certains cas, peut être poussée la tolérance ;

2° Quelle influence, suivant leur intensité, ses effets primitifs exercent sur une maladie, perturbation ou aggravation inutile, dangereuse ou salutaire;

3° Quelle influence exerce le même médicament sur la même maladie lorsqu'il est donné à une dose assez faible pour ne pas produire le moindre de ses effets primitifs;

4° Et, comme corollaire, si la dose du médicament doit être inférieure ou supérieure à celle qui produit les premiers effets primitifs ;

5° Étant donné un médicament qui guérit certaine forme de fièvre intermittente, de rhumatisme aigu, de névralgie sus-orbitaire, comme le quinquina, quel rapport existe entre les effets primitifs ou positifs de ce médicament et les symptômes de la maladie, rapport de similitude ou d'équivalence, de différence ou d'opposition ;

6° Enfin, si le rapport entre les symptômes de la maladie et les effets secondaires ou négatifs du même médicament est ou n'est pas appréciable ; et, dans le cas de l'affirmative, s'il est en fonction réciproque du premier.

Ces questions, posées et résolues depuis longtemps par la tradition, peuvent être tranchées d'une manière différente par M. Trousseau. Cela importe peu. L'essentiel est que de leur solution rigoureuse ressorte, soit l'indication commune de l'administration des médicaments, soit l'indication ou la contre-indication spéciale de leur emploi dans des circonstances déterminées.

Ainsi, on le voit, même dans les quatre ou cinq faits informes que M. Trousseau a si parcimonieusement accordés comme positifs à la thérapeutique, cette demi-science trouverait tous les éléments de progrès et même les bases de sa constitution complète.

Mais « la vie est courte, la science est longue, l'occasion fugitive, l'expérimentation sujette à erreur, la démonstration difficile. » L'art est plus séduisant. Donc, vive l'art ! et si la médecine ne peut être un art, le médecin un artiste, que la médecine soit un métier et le médecin un artisan !

Ah! nous y voilà! Est-ce que l'on n'afficherait un si profond respect pour la médecine expérimentale, que pour mieux et plus adroitement lui *substituer* la médecine de l'imagination, de la fantaisie, de l'inspiration, et au besoin de l'habileté?

Nous appellerons cela l'induction, un vieux mot renouvelé de Bacon : cela fera bien; cela aura un demi-air de demi-science, et cela sera surtout plus facile que l'expérimentation, la démonstration, la science vraie et complète. Nous serons artistes avec les gens du monde, artisans avec les ouvriers. L'occasion est propice; la vie s'allongera de tous les instants que nous refuserons à l'expérimentation, à la démonstration, à la science, et que nous donnerons à l'agrément; elle sera toujours trop courte; que du moins elle soit courte et bonne!

Loin de moi la pensée de prêter un pareil langage à l'honorable M. Trousseau. Mais les médecins dont il parlait un jour, docteurs et officiers de santé de contrebande, qui ont usé leurs pantalons sur les bancs de l'école sans même y apprendre que la grenouille n'est pas la femelle du crapaud : ces bohèmes, la plupart en vareuse et en sabots, quelques-uns en gants paille, pourraient bien placer leur dignité dans la prétention de n'être pas savants et se glorifier de n'être, les uns que des artistes, les autres des artisans. Je les vois d'ici, dans leurs villages, dans leurs petites villes de province, dans leurs quartiers, ceux-ci au cabaret ou à l'estaminet, ceux-là dans un salon, se proclamer empiriques dans la pire acception du mot, traiter la science du haut de leur tabouret ou de leur *puff*, et, la brochure de M. Trousseau à la main, invoquer son autorité.

Heureusement, le plus humble ouvrier, pourvu qu'il ne fût pas absolument dépourvu de sens commun, s'indignerait d'être confondu avec cette tourbe, plaie bien autrement honteuse pour la médecine que les exploiteurs d'annonces, les rebouteurs, les sorciers et les somnambules pour la société.

Mais les médecins honorables et instruits, les académiciens, les professeurs, des artistes, des artisans?... Le dernier manœuvre venu leur demanderait : — Où sont vos produits? où sont les transformations que vous avez fait subir à la matière? où sont vos œuvres d'art? où sont vos outils?... — Sans doute les belles-lettres, les beaux-arts, les sciences, les arts industriels, et j'y comprends les métiers, ont des points de contact à l'infini, se font de mutuels emprunts, s'influencent réciproquement; certains arts même, comme l'architecture, tiennent aux sciences, d'une part, et, de l'autre, aux arts manuels; mais, au fond, les caractères distinctifs sont si tranchés, qu'il ne saurait jamais y avoir la moindre confusion.

Que le savant puisse être simultanément ou successivement écrivain, artiste, industriel et même artisan, cela est possible. Léonard de Vinci était peintre, sculpteur, mécanicien, ingénieur, architecte, et en même temps historien. Arago a été à la fois savant, orateur, professeur, écrivain. Deux savants, MM. Pelletier et Caventou, après avoir découvert la quinine, ont pu l'exploiter en grand comme industriels. L'ami de M. Trousseau, homœopathe très-convaincu, et avec lequel il a fait des expériences si incomplètes, est devenu, si je ne me trompe, entrepreneur de roulage. M. Trousseau, qu'il me permette de le lui répéter, savant et savant éminent malgré lui, est un professeur hors ligne, un écrivain distingué; qu'il fasse de l'agriculture comme M. Piorry de la poésie; qu'il prépare, à la campagne, une potion, un sinapisme, un cataplasme, qu'il prenne même, au besoin, le pilon et la spatule, et fasse une masse pilulaire, il n'en restera pas moins savant, et n'en deviendra pour tout autant ni cultivateur, ni garçon pharmacien, ni infirmier.

M. Trousseau considère la médecine comme un art.

Est-ce parce que la médecine est encore pour lui conjecturale? Ce ne serait pas une raison suffisante. D'ailleurs je démontrerai dans un instant que si la médecine officielle est de cent ans en arrière sur les sciences physiques, naturelles et mathématiques, cela tient à ce que, depuis trente ans, en France, les Facultés et les Académies s'obstinent à repousser toute réforme thérapeutique, comme elles firent autrefois pour l'émétique, la circulation et le quinquina.

Est-ce parce que, en médecine, on traduit généralement τέχνη par le mot *art?* Mais l'école où sont enseignées les sciences les plus positives porte le nom d'École polytechnique. M. Trousseau sait mieux que personne que τέχνη, s'il signifie *art*, *art de faire*, *de fabriquer*, signifie aussi *science*. Entre un grand nombre d'interprétations, ce qui motive le choix du traducteur, ce qui fixe le sens positif, c'est la situation du mot, l'objet auquel il se rapporte, ses connexions, et, par-dessus tout, le rapport des deux langues, les données historiques, les mœurs, les usages, variables d'une époque à l'autre. La confusion vient ici de la réunion sous une même dénomination, τέχνη, de toutes les connaissances qui, longtemps réunies à la philosophie, s'en détachèrent à un moment donné. Or, au fur et à mesure que ces connaissances se sont spécialisées, nous l'avons déjà vu, elles sont devenues les belles-lettres, les beaux-arts, les arts industriels, les sciences. De là les Facultés des lettres, l'École des beaux-arts, l'École des arts et métiers, des arts et manufactures, ainsi désignées pour les distinguer de l'école scientifique par excellence, l'École polytechnique. Les fondateurs de ces grandes institutions ne s'y sont pas trompés. Malgré toutes les traductions d'Hippocrate, ils ont donné à l'étymologie grecque son vrai sens, τέχνη, science.

La médecine réunit toutes les conditions d'une science, je l'ai surabondamment démontré. A aucun point de vue elle ne saurait être considérée comme un art, encore moins comme un métier. La démonstration serait plus rigoureuse encore, si c'est possible, au point de vue économique; la médecine étant une profession libérale, ses services ne pouvant être reconnus que par des honoraires, non rétribués par un salaire ou appréciés comme une valeur échangeable.

La médecine n'étant ni un art ni un métier, toute l'argumentation de M. Trousseau reposant sur cette double et élastique définition, croule par sa base. J'ai voulu en finir une fois pour toutes avec cette déplorable logomachie, source de toutes les erreurs, de tous les mécomptes, de tous les abaissements, de toutes les rétrogradations qui affligent la science et déshonorent la profession. Puissé-je y avoir réussi!

VII

RESPONSABILITÉ MÉDICALE.

> Je disais un jour à un de mes amis, avec lequel je m'instruisais, que le premier qui osa faire une saignée était un homme bien courageux, pour ne rien dire davantage.
>
> BORDEU.

Ce n'est point par une vaine susceptibilité, par un sot orgueil, que le médecin doit protester contre la définition de M. Trousseau. Toutes les professions utiles et honnêtes sont également respectables lorsqu'elles sont honorablement exercées. Il n'y a point de sots métiers, il n'y a que de sottes gens. Celui-là manque à la dignité qui, par un faux respect humain, par un amour-propre mal placé, sort de sa sphère et réclame un travail en dehors de ses aptitudes ou une qualité étrangère à sa fonction. Le manœuvre ignorant qui appellerait son métier une science ne serait que ridicule. Les bohèmes de la littérature, en 1848, réclamaient le droit au travail, c'est-à-dire l'indemnité de la fainéantise, sous prétexte de chômage, et comme *ouvriers de la pensée*. Ils étaient plus que grotesques, ils empiétaient sur la mendicité. Plus coupable qu'eux serait le médecin qui se dirait, peu importe dans quel but, artiste ou artisan.

Si la thérapeutique est un art, en le proclamant et en lui enlevant le titre de science, M. Trousseau ne la fait pas déchoir. Il lui assigne son véritable caractère et sa place naturelle dans une bonne classification des connaissances humaines. Il lui rend service en dissipant une illusion funeste et en la mettant en garde contre des prétentions illégitimes. Il fait œuvre de raison, de vérité, et par conséquent de justice.

Si, au contraire, la thérapeutique est une science, comme je pense l'avoir prouvé, en la considérant comme un art, M. Trousseau ne l'élève ni ne la rabaisse. Il change son objet, dénature ses procédés, arrête son développement, infirme la certitude de sa méthode et nie jusqu'à son existence. Il se trompe, et nous allons voir à quelles déplorables conséquences peut conduire une pareille erreur.

M. Trousseau part de ce principe pathologique aussi nouveau que fécond : Les organismes simples résistent mieux que les organismes plus compliqués aux agents capables de les altérer ou de les détruire. Ainsi le coucou du Jura est plus résistant que le chronomètre de Bréguet. Les branches d'un peuplier, les tronçons d'un animal inférieur, revivent par une force propre et comme autant d'organismes distincts, tandis que chez l'homme, le moral compliquant singulièrement la *machine*, celle-ci ne saurait être aussi facilement rétablie que le coucou obstiné, le chronomètre délicat, la branche arrachée au peuplier, la partie enlevée à un animal inférieur.

Quel rapport peut-il y avoir entre un ouvrier qui répare un chronomètre de Bréguet, remplace un pignon, nettoie une platine, ajuste un cylindre, et le médecin qui, par l'administration d'un médicament, sollicite un acte vital, provoque un effort de l'organisme, ou imprime à une tendance naturelle, mais instinctive et trop souvent désordonnée, une direction convenable? Quel rapport peut-il y avoir entre cet acte physiologique, la reproduction par bouture, et le traitement, à plus forte raison la guérison d'une maladie morale?

D'une part, simplicité; d'autre part, complexité, M. Trousseau ne voit rien au delà.

Cependant l'ouvrier qui répare un chronomètre ou une machine exécute un travail manuel, et peut fort bien ne rien comprendre au mécanisme. Celui-ci est une opération scientifique, l'œuvre de l'ingénieur, du savant, et ce dernier serait peut-être aussi incapable de réparer que de construire le chronomètre ou la machine. De même, un garçon apothicaire prépare, un infirmier administre des médicaments prescrits conformément aux données d'une science spéciale, la thérapeutique, dont tous deux peuvent ignorer jusqu'aux plus simples éléments.

Ce ne sont ni les branches séparées du peuplier, ni les tronçons de l'animal inférieur qui sont malades, mais bien le peuplier et l'animal inférieur. La cicatrisation de la plaie, la guérison de la lésion locale, qui constitue toute la maladie, s'opère par une force propre à chacun de ces organismes simples, par un acte vital : *Natura medicatrix*. Quel enseignement! Mais si la cicatrisation rencontre un obstacle, si le peuplier ou l'animal inférieur souffre, si la maladie se généralise, comment guérir? Problème de thérapeutique aussi difficile à résoudre pour le peuplier, pour l'animal inférieur, que pour l'homme lui-même. C'était le cas, pour M. Trousseau, de faire à la thérapeutique humaine l'application des importantes découvertes de Bretonneau sur la pathologie et la thérapeutique des plantes et des animaux.

« La mécanique est une science mathématique positive, » dit M. Trousseau. Très-bien. Mais cela ne prouve ni que l'ouvrier rhabilleur, l'ajusteur mécanicien, le constructeur de machines, même les plus compliquées, soient des savants, ni que leurs métiers soient des sciences mathématiques positives, ni que la médecine ne soit pas une science même positive, ni encore moins qu'elle soit un métier.

« La preuve que la médecine n'est pas une science, selon M. Trousseau, c'est que le savant ne peut se tromper sans être coupable, tandis que le médecin se trompe souvent sans qu'on puisse l'en blâmer. C'est un malheur sans doute. Mais un art a d'autant plus de charme, plus d'attrait, que l'erreur est plus fréquente. D'ailleurs son étude exige plus d'intelligence que les sciences où nous sommes dirigés par des règles certaines et invariables. » (*Conf.*, p. 4.)

Bien évidemment l'expression a trahi la pensée et l'intention de l'honorable professeur. L'erreur entraîne toujours, dans les arts, une responsabilité matérielle parfaitement appréciable, dans les sciences une responsabilité morale, quelquefois matérielle, en raison composée et de ses résultats et du développement scientifique. Si la médecine est un art, un métier, comme le prétend M. Trousseau, il faut que le médecin soit responsable, et qu'il ne puisse plus, comme du temps de Molière, *gâter un homme sans qu'il en coûte rien*, par la même raison que, comme dit Sganarelle, « un cordonnier en faisant des souliers, ne peut gâter un morceau de cuir sans en payer les pots cassés. »

Mais si la médecine est une science, le médecin studieux, éclairé, ne relève que de sa conscience, et il n'a rien à redouter au point de vue de la responsabilité matérielle, s'il ne s'écarte point de cette règle certaine et invariable, formulée depuis plus de deux mille ans : *Primo, non nocere*. Cette règle ne suffit pas, et, l'observât-il scrupuleusement, celui-là est coupable du plus grand des crimes qui néglige d'apprendre, qui demande à un dogmatisme incertain l'absolution de son impuissance, qui repousse de parti pris la lumière, qui oppose aux faits nouveaux, non une critique sévère, c'est-à-dire un examen sérieux, mais l'autorité boiteuse et despotique de la tradition; qui place sa négligence, sa paresse, son obstination, sous la protection du préjugé commun, et invoque l'indulgente connivence de ses pairs.

Pluton, irrité contre Esculape, s'adresse à Jupiter : Esculape est foudroyé; Apollon venge son fils en tuant les Cyclopes. Il est puni par son père et exilé sur la terre. La médecine humiliée est rabaissée au-dessous du sacerdoce, au niveau d'un art, d'un métier qui s'exercent pour de l'argent. M. Trousseau accepte la fable et le décret de Jupiter, avec sa condition lucrative. Je ne lui en fais point un reproche; mais il avait mieux à faire que de considérer comme une dégradation cette première transformation de la médecine et cette origine de nos honoraires. En appliquant la critique expérimentale à la mythologie, il aurait saisi le sens réel et plein d'intérêt de cette première lutte entre la tradition et le progrès.

Pluton est le représentant des prêtres ameutés contre Esculape le réformateur. Celui-ci, comme tous les novateurs, depuis Prométhée jusqu'à Socrate, succombe sous les foudres de l'autorité; mais son idée lui survit et triomphe. La médecine échappe par l'honoraire à l'immobilisme sacerdotal. Vainement le prêtre essaye d'en ressaisir et d'en conserver le monopole. L'*ex-voto* est désormais proportionnel à son mérite, à ses connaissances. Du médecin au malade il ne peut y avoir d'autre lien que la confiance librement méritée et librement accordée. L'intérêt du médecin, joint à son amour-propre, devient le stimulant de son ardeur à l'étude, la garantie de sa capacité.

Le prêtre, esclave des formules consacrées, indépendant du malade, ne domine celui-ci que par la crédulité, et renvoie toute responsabilité aux dieux. Le médecin vit de la vie de ses malades; son existence même est le gage de son dévouement. Esculape a vaincu Jupiter. Les temps sont accomplis. Le progrès est l'élément de la tradition. Bénie soit la première révolution médicale, qui longuement et laborieusement enfanta Hippocrate!

Le décret de Jupiter, c'est notre plus glorieuse conquête, c'est le titre de noblesse de notre profession, la charte de nos libertés, la sanction du progrès et de la responsabilité scientifiques.

De ce que le laboureur se trompe quelquefois,

M. Trousseau conclut que le médecin peut aussi se tromper et se trompe en réalité trop souvent. D'abord le laboureur ne se trompe que s'il quitte le terrain solide de l'expérience pour tenter des essais sur la foi d'une induction presque toujours décevante. En ceci, il est parfaitement comparable au médecin même le plus prudent, qui n'a d'autre guide que l'induction.

En second lieu, le laboureur paye toujours de son temps et de son argent ses moindres insuccès. Il n'en est pas de même du médecin, dont la moindre erreur peut entraîner, sans la plus légère compensation, les accidents les plus graves, quelquefois un malheur irréparable.

En troisième lieu, la foudre qui consume, la grêle qui broie, les animaux qui dévorent, ruinent le laboureur. Les fléaux contre lesquels le médecin est impuissant ne l'enrichissent pas sans doute; mais il lui suffit d'un acte d'humilité pour mettre sa fortune et sa réputation à l'abri de toute atteinte.

En quoi la responsabilité du médecin est-elle comparable à celle du laboureur? en quoi, grand Dieu! à celle du grec ou du joueur qui s'efforcent de lutter contre le sort, l'un par son intelligence, l'autre par sa dextérité?

Les erreurs de l'art, la fatalité des éléments, les chances même d'un jeu de hasard, voilà les difficultés avec lesquelles le médecin est aux prises, selon M. Trousseau, et qui doivent dès lors lui assurer l'indulgence publique.

Quel est l'artisan, quel est l'artiste, quel est le savant qui accepterait une pareille immunité?

Ou la médecine est une science, et alors le médecin

coupable de préjugé, de négligence, à plus forte raison d'ignorance, trouve son châtiment dans ses remords, dans sa honte, dans le vide qui s'étend autour de lui, dans la perte qu'il fait et de son travail et de l'estime générale;

Ou la médecine est un art, et la faute du médecin est justiciable, comme celle de l'artisan, du droit commun; le taux de la réparation appréciable par le tribunal civil, criminel ou commercial.

Pas de transaction, pas même celle que M. Trousseau prépare en acceptant à la rigueur la médecine comme une demi-science! Pas de moyen terme qui permette au médecin d'échapper à la responsabilité matérielle en invoquant la responsabilité scientifique, et réciproquement!

M. Trousseau a posé le principe, je tire la conséquence. Elle ferait reculer devant la pratique de la médecine le dernier des criminels, même à la veille de son exécution.

Bien loin donc d'atténuer la responsabilité du médecin en faisant de celui-ci un artiste ou un artisan, M. Trousseau l'exagère à un point tel qu'elle devient impossible. A coup sûr l'honorable professeur ne pensait pas arriver à un pareil résultat. Il ne connaît de la thérapeutique que ses incertitudes; il n'y voit que des difficultés insurmontables; il se perd tout le premier dans les contradictions traditionnelles et dans les contradictions contemporaines, infiniment plus nombreuses et plus navrantes; il s'égare dans ce ténébreux labyrinthe, sans fil conducteur, sans point de repaire, sans la moindre lumière, lui, le maître! Comment ne prendrait-il pas en pitié le pauvre praticien torturé par le doute, accablé de déceptions et n'échappant au désespoir que par le scepticisme? Ne serait-il pas souverainement inique d'imputer à ce malheureux les mécomptes dont seule doit être accusée l'imperfection de son instrument?

Or, d'une part, M. Trousseau tient la science pour parfaite, pour infaillible. Le mathématicien ne doit jamais se tromper. Le dernier élève de l'Observatoire ne peut commettre la moindre inexactitude sans encourir le blâme le plus sévère. Les sciences ont des règles certaines et invariables. Dans les sciences, l'erreur n'est plus possible, etc., etc. (*Conf.*, p. 5.)

D'autre part, la thérapeutique est essentiellement variable, incertaine, sujette à défaillance. M. Trousseau a saisi la première occasion d'abandonner la chaire où il l'enseignait. Donc la médecine n'est pas une science, et comme elle n'est pas même une demi-science, elle ne peut être qu'un art, un métier, le plus difficile de tous, à coup sûr, et où l'insuccès est bien plus excusable qu'en horlogerie, en serrurerie, en maçonnerie, en agriculture, et même que dans les jeux de hasard.

On vient de voir où peut conduire une pareille thèse, à l'irresponsabilité médicale, par l'exagération de la responsabilité jusqu'à l'absurde. Il n'en pouvait être autrement, M. Trousseau partant d'une série de propositions que repoussent également et le sens commun, et les faits, et la raison.

L'erreur est possible dans toutes les œuvres comme dans toutes les connaissances humaines, aussi bien dans les sciences que dans les beaux-arts et dans les métiers : *Errare humanum est*. Dans les sciences, alors même qu'elles ont des principes fixes, des lois positives, une méthode rigoureuse, il y a toujours place pour l'erreur matérielle. Si la méthode est exacte, le contrôle soit de l'expérience, soit du calcul, complète les données de l'observation, corrige les résultats, rectifie les chiffres. Il y a place aussi pour l'erreur dans l'étude des faits inconnus, et particulièrement dans leur interprétation, qui donne lieu aux hypothèses, aux théories anticipées, aux systèmes arbitraires, et constitue le dogmatisme. C'est encore la méthode qui fait justice lentement, mais sûrement, de toutes ces spéculations aventureuses et erronées dues pour la plupart, sinon toutes, à l'induction. Enfin, si l'erreur est inévitable, comme dans l'extraction des racines incommensurables, dans les fractions périodiques, dans la détermination du rapport de la circonférence au diamètre, dans certains coefficients mécaniques, chimiques ou physiques, etc., elle est du moins réduite à un *minimum* et à un *maximum* connus, resserrée ainsi dans des limites appréciables, tellement atténuée en somme qu'elle ne saurait altérer ni un raisonnement ni ses conclusions pratiques.

Il n'est donc pas exact de dire que l'erreur n'est pas possible dans les sciences, même mathématiques. L'histoire, comme je l'ai sommairement indiqué plus haut, montre le contraire. Chaque science a eu jusqu'ici autant et plus d'erreurs à détruire que de vérités à défendre. Aujourd'hui il en est de même que par le passé. Certains astronomes prétendent que la planète de M. Le Verrier n'a jamais existé. Ce qu'il y a de plus clair, c'est que si M. Le Verrier l'a vue, il ne l'a pas encore retrouvée. Que M. Le Verrier se soit trompé dans ses calculs ou qu'il ait mal vu, il n'en restera pas moins un savant et l'astronomie une science. La mécanique rationnelle, la mécanique industrielle, la physique mathématique, fourmillent d'erreurs que l'expérience et le calcul redressent chaque jour. En physique, la plupart des questions relatives à l'électricité et au magnétisme attendent encore une solution. La chimie, l'histoire naturelle, l'anatomie et la physiologie humaines, sont des sciences, malgré leurs lacunes, leurs incertitudes et leurs *desiderata*. Si le caractère de la science était la certitude absolue, l'infaillibilité, il n'y aurait aucune science.

Heureusement il n'en est pas ainsi. Nous avons vu comment la science naît, se développe, se constitue. La science, ai-je dit, est essentiellement progressive, la méthode perfectible, la certitude croissante. Aussi, que la thérapeutique, telle que l'enseigne M. Trousseau, n'ayant ni principe, ni criterium, ni certitude d'aucune sorte, ne soit pas une science constituée, personne ne le conteste. Mais elle existe comme science, parce qu'elle a un objet déterminé, parce qu'elle a sa méthode propre, parce qu'à l'aide de cette méthode, si cela n'est déjà fait, demain elle classera les phénomènes, saisira leurs rapports, donnera leur raison, affirmera leurs lois.

Nous voici ramenés à la constitution scientifique de la thérapeutique. Tout à l'heure j'en démontrais la possibilité. Dans un instant je montrerai le fait accompli.

Je résume ce qui précède : M. Trousseau fait de la thérapeutique un art, et dès lors le médecin est affranchi de toute règle et de toute responsabilité scientifique. Il fait de la thérapeutique le plus difficile de tous les arts et de tous les métiers une demi-science, et, sans le vouloir, il soustrait ainsi le médecin à la responsabilité matérielle de l'artiste et de l'artisan, soit par une confusion d'attributions, soit par une impossibilité d'appréciation. Enfin, pour justifier cette double définition, d'un côté, M. Trousseau réduit la thérapeutique à l'empirisme, c'est-à-dire aux rudiments communs de la science et de l'art; de l'autre, il impose à la science une condition irréalisable, l'infaillibilité.

Cette distinction de l'art et de la science d'après M. Trousseau rappelle la leçon du maître de philosophie à M. Jourdain : « Tout ce qui est art n'est point science; tout ce qui est science n'est point art. » Si bien que M. Trousseau fait de la science comme le bourgeois-gentilhomme de la prose, sans le savoir. Nous allons voir quel empirisme il fait malgré lui.

VIII

PROCÉDÉS DE L'EMPIRISME.

> Mon ami fut étonné, et je lui demandai ensuite ce qu'il pensait de celui qui, s'étant aventuré pour la première fois à saigner un malade, le vit mourir, et cependant se détermina à saigner de même un autre malade après avoir vu mourir le premier.
>
> BORDEU.

M. Trousseau assigne à l'empirisme trois degrés de développement : instinctif, fortuit, analogique, qu'il confond en deux périodes, la période du hasard, comprenant les deux premiers degrés, et la période de l'induction. Là il pose les colonnes d'Hercule de la thérapeutique. L'induction, c'est l'*ultima ratio*. Au delà, les abîmes de la folie; hors de là, point de salut! et il dit à l'art comme le Seigneur à l'Océan : « Tu n'iras pas plus loin! »

Il tient beaucoup au hasard. C'est le hasard qui a doté la médecine du quinquina, le hasard qui a fait reconnaître les propriétés emménagogues du safran, le hasard, rien que le hasard, qui a dévoilé les propriétés fondantes de l'éponge, toniques du fer, antiherpétiques du soufre.

Hasard! Dieu de l'ignorance! quel culte ne doit pas te rendre la thérapeutique officielle! Autrefois tu avais un temple dans chaque faculté, un autel dans chaque chaire, un pontife dans chaque professeur, un prêtre dans chaque praticien, dans chaque cellule consacrée une sébille où l'or appelait l'or, exigé pieusement de tes adorateurs, ou généreusement offert par leur foi!

Qu'est-ce que l'instinct? Une abstraction, par conséquent l'inconnu pour M. Trousseau, rien, rien que le hasard! Qui a constaté ûn premier fait? qui l'a reproduit par une première expérimentation? On ne sait. Les noms de ces premiers savants se perdent dans la nuit des temps. Erreur! M. Trousseau les connaît, lui, et il les nomme : c'est le hasard! c'est un sauvage; encore le hasard! Savants, qu'ai-je dit? Du fait à la conclusion, de l'observation à l'expérimentation, le passage était instinctif, fatal, forcé, nécessaire. L'intelligence de l'homme n'y a eu, ne pouvait y avoir aucune part. M. Trousseau fait honneur de la première cure au dieu de l'inconnu. *Deo ignoti*, au hasard!

M. Trousseau est progressiste, comme il est empirique, dans une certaine mesure. De la religion naturelle du hasard, il passe à la religion éclairée et épurée de l'analogie et de l'induction. Ces deux divinités procèdent du hasard et ne font qu'un avec lui : sensation, sentiment, connaissance... C'est la triade inéluctable. L'empirisme est à ce dogmatisme ce que le judaïsme est au christianisme. De là, et tant que la fusion ne sera pas complète, deux empirismes : le bon et le mauvais, l'empirisme orthodoxe et l'empirisme irrégulier, l'empirisme officiel et l'empirisme officieux, ou, pour parler plus clairement, l'empirisme diplômé et l'empirisme non diplômé, l'empirisme avec licence et l'empirisme clandestin. De même que parmi les infidèles, il y a, M. Trousseau le reconnaît, parmi les empiriques officieux deux grandes divisions : ceux qui sont de bonne foi, intéressés ou non, et ceux qui sont hypocrites. Malgré cette distinction, le zèle de M. Trousseau réunit, dans la même classe et dans le même anathème, toute cette tourbe d'empiriques, nonnes, châtelaines, sorciers, homœopathes, vendeurs d'eaux miraculeuses, somnambules, rebouteurs, plaie honteuse de toutes les sociétés.

Quoique diplômés, les homœopathes sont confondus dans cette tourbe. Et c'est justice, car ces renégats sont les plus dangereux adversaires du hasard, de l'analogie et de l'induction. Aussi M. Trousseau leur a-t-il consacré, par une faveur insigne, plus de trois pages d'impression. C'est bien le moins que nous réservions ce qui les concerne pour un chapitre spécial.

Entre les empiriques orthodoxes et les empiriques irréguliers, M. Trousseau n'établit aucune différence sérieuse. Il n'y en a qu'une réelle, point scientifique, nullement artistique, encore moins pratique, purement fiscale; c'est celle de la patente; c'est celle qui seule pouvait frapper l'auditoire de l'honorable professeur, et c'est précisément celle qu'il a négligée ou volontairement omise. Ai-je besoin de montrer que le Péruvien, en prenant, dans un cas de fièvre, de l'écorce de quinquina, au lieu de toute autre écorce à laquelle il était habitué, a fait une induction, basée sur ce caractère commun aux deux écorces, analogique, l'amertume. De même, le safran et le fer n'ont été administrés aux jeunes filles que par une induction tirée des effets produits soit par le safran sur celles qui le récoltent, soit par le fer sur celles qui buvaient à la source ferrugineuse. Le fait qui a fourni à l'empirique hasardeux l'induction relative à l'emploi de l'éponge calcinée contre le goître est inconnu de M. Trousseau. Peut-être le découvrira-t-on un jour, et alors le dieu hasard n'y sera plus pour rien.

D'un simple caractère analogique, la périodicité, M. Trousseau induit que le quinquina, utile dans la fièvre intermittente, peut l'être dans la névralgie sus-orbitaire. D'un autre caractère analogique, la douleur, il induit que le quinquina sera utile dans le rhumatisme. En tout ceci, M. Trousseau induit comme le Péruvien, comme le premier médicastre qui a administré le safran ou le fer aux jeunes filles, aux goîtreux l'éponge calcinée, et même avec moins de raison apparente, le Péruvien et le médicastre ayant sans doute fondé leurs inductions sur un plus grand nombre d'analogies pathologiques, précisément parce qu'ils savaient moins de pathologie que M. Trousseau.

Je ferai les mêmes observations sur toute la partie anecdotique de la deuxième conférence : la théurgie, induction tirée de la puissance des dieux ; la sorcellerie, induction tirée de la puissance du diable ; la magie, l'astrologie, inductions tirées de la puissance des êtres supérieurs ou de l'influence des astres ; la pilule du lama, les trois poils de Mahomet, la queue de vache de l'Indou, autant d'inductions du même genre, fondées, comme les précédentes, sur des faits faux, je le veux bien ; mais enfin ce sont des inductions. Et si l'étude de la marche naturelle des maladies démontre que le rhumatisme et la névralgie sus-orbitaire guérissent mieux par l'expectation que par le quinquina, qu'au lieu de les guérir le quinquina les complique et les prolonge, que les prétendues guérisons de M. Trousseau ne sont que de simples coïncidences, voilà les inductions de l'illustre académicien ramenées à la même valeur que celles de l'Indou, du mahométan, du Thibétain, des sorciers, des astrologues, des magiciens et des théurgistes.

« Dès l'origine de l'art, dit le professeur Forget, il exista des théories divines, astrologiques, vitalistes, humoristes, etc., et c'est en conséquence de ces théories que les remèdes durent être administrés. Or, très-souvent, il dut advenir que les malades guérissaient indépendamment; on ne leur en attribua pas moins la guérison, et de là, dès le principe, l'inauguration d'une foule de moyens fallacieux, inertes ou dangereux, et que pourtant l'on a conservés, d'abord par esprit d'imitation, par crédulité, puis par un respect superstitieux pour les choses antiques. » (*Principes de thérapeutique*, p. 8.)

Parlerai-je de la pommade de Bretonneau, connue maintenant sous le nom de la duchesse de Montebello? La bonne duchesse, en conseillant cette pommade pour des ophthalmies semblables à la sienne, ne faisait pas autre chose que ce qu'eût fait Bretonneau lui-même, avec moins de connaissance sans doute, mais souvent, pour ne pas dire toujours, avec autant de succès.

« Les bonnes sœurs qui traitent les panaris perdent, dit M. Trousseau, autant de phalanges que de doigts confiés à leurs soins. » Je peux affirmer que j'ai vu un très-grand nombre de panaris guéris par les sœurs, sans ouverture par le bistouri, tandis que, à ma connaissance, tous les panaris ouverts prématurément, soit par le chirurgien, soit par ceux qui, sans droit, les imitent, ont entraîné la perte d'une phalange et souvent du doigt. Pour mon compte personnel, depuis plus de trente ans j'ai soigné ou vu soigner des panaris exclusivement par les cataplasmes et les onguents les plus simples, sans la plus légère difformité, sans le plus léger accident.

M. Trousseau reproche aux rebouteurs de prendre quelquefois des fractures pour des entorses. Quel est le chirurgien qui n'a pas commis d'erreurs dans sa vie? J'ai vu des entorses prises pour des fractures, des fractures pour des luxations, et réciproquement, par des chirurgiens en renom. J'ai observé un très-grand nombre d'entorses traitées par mes maîtres. Je n'en ai vu guérir aucune. J'en citerais par douzaines qui ont résisté des mois et des années aux soins de praticiens éminents, et qui ont été guéries en quelques instants par des rebouteurs. M. Lebâtard a étudié les pratiques des rebouteurs, il les a perfectionnées; il les applique avec une dextérité et un succès qui étendent chaque jour sa réputation. Il a loyalement publié ses procédés; il les communique à tous avec la bienveillance la plus désintéressée. C'est son honneur et ce sera sa gloire. Mais sans lui, sans son initiative, sans son courage à braver le préjugé, ces procédés seraient inconnus de l'Académie, inconnus de la Faculté, où je ne sache pas d'ailleurs qu'ils aient encore été enseignés. Devant deux professeurs de la Faculté de Paris, qui, depuis six semaines, n'avaient pu guérir une entorse au fils d'un de leurs collègues doublement académicien, alors qu'ils considéraient encore le repos absolu comme indispensable pendant un temps indéfini, M. Lebâtard a réduit l'entorse en quelques instants et fait marcher l'*impatient* malade.

Les deux mêmes professeurs ont inutilement donné des conseils à un avoué de province, que son frère, médecin distingué, soignait en vain depuis plus d'un an. Le médecin, un de mes bons amis, envoie son frère, l'avoué, au chef-lieu du département, où une vieille dame, noble et riche, avait une grande réputation comme rebouteuse. En deux séances elle guérit le malade, que l'impuissance des sommités chirurgicales avait rendu incrédule. La bonne dame n'est plus; mais elle a initié à ses procédés deux braves gens qui l'aidaient dans sa pratique désintéressée. En homme éclairé et reconnaissant, le docteur leur adresse maintenant toutes les entorses, récentes ou anciennes, pour lesquelles on vient le consulter.

Que les chirurgiens de Paris et les médecins de campagne suivent l'exemple de M. Lebâtard, qu'au lieu de repousser systématiquement ces moyens chirurgicaux, au lieu de les dédaigner, ils les examinent sérieusement et les soumettent à l'épreuve rigoureuse de la méthode expérimentale, éclairée par l'anatomie, la physiologie, le diagnostic, et dans vingt ans les rebouteurs disparaîtront faute de clients.

M. Trousseau raconte naïvement comment le quinquina, connu depuis 1640 en Espagne, depuis 1660 en Angleterre, après avoir été administré avec succès à Louis XIV, par Talbot, en 1679, ne fut connu en France qu'en 1682, et par l'ordre du roi, du grand roi, qui, par conséquent, avait mis trois ans à vaincre la résistance de la Faculté; qu'il en fut de même pour le kermès découvert par Glauber; de l'ipécacuanha, dont les vertus anti-dyssentériques signalées par Pison ne furent reconnues par les médecins que grâce à un marchand français, Garnier, qui les fit connaître à Adrien Helvétius. M. Trousseau aurait pu citer toutes les découvertes, car toutes ont été faites en dehors de la Faculté et n'ont été admises par elle que longtemps après leur invasion dans le domaine public. Ainsi l'inoculation, tardivement préconisée en France par Tronchin et par Bordeu, et ne triomphant qu'avec l'appui de Voltaire; la vaccine, si péniblement introduite chez nous par M. de La Rochefoucauld, dont le crédit put seul vaincre les obstacles de toutes sortes qu'elle rencontra. En bon fils, M. Trousseau préfère amnistier la Faculté, *alma parens*. Un jour ou l'autre, et sans l'intervention des empiriques, elle aurait reconnu les propriétés du quinquina, du kermès, de l'ipécacuanha, etc. Le mauvais empirisme a eu cela de bon, sans doute, de faire connaître ces médicaments. Entre ses mains ils étaient périlleux, presque toujours inutiles. Depuis qu'on les connaît, la plupart ont perdu la confiance dont on les environnait auparavant. Ceci n'est point une atténuation de la résistance de la Faculté, c'est bien plutôt une circonstance aggravante. Quoi! ces remèdes étaient périlleux entre les mains des empiriques... Pourquoi la Faculté repoussait-elle l'examen? pourquoi ajournait-elle la démonstration du péril? Ils étaient inutiles... Comment la Faculté les a-t-elle trouvés utiles? Comment ont-ils cessé d'être utiles et comment ont-ils perdu les propriétés que la Faculté leur avait reconnues d'abord? MM. Trousseau et Pidoux ont entrepris « de rappeler les remèdes proscrits, de les réhabiliter, de remettre en lumière les propriétés que les anciens leur attribuaient, les indications thérapeutiques auxquelles ils les appliquaient. » (*Traité de thérap.*, p. xcix-c, 1858.) Mais ces remèdes étaient précieusement conservés par l'empirisme, pendant que la Faculté, les ayant proscrits, s'obstinait à ne les pas réhabiliter. Et où trouver la raison de cette proscription et de cet oubli, sinon dans le dogmatisme, dans les falsifications pharmaceutiques, dans les préparations défectueuses, dans les applications en dehors des indications consacrées par l'expérience? Ce qu'il y a de vrai, c'est que l'empirisme de la Faculté est toujours en retard sur l'empirisme clandestin. Le procédé est le même pour les deux empirismes, l'induction. Le sauvage, le Péruvien, le médicastre induisent, Sydenham induit en Angleterre; Talbot transporte l'induction en France; Glauber induit; Pison induit; Garnier induit; Helvétius induit; mais la Faculté n'induit que longtemps après eux; et, justement jalouse d'avoir été devancée, elle appelle, par la bouche de M. Trousseau, Talbot un *empirique anglais*, Glauber une *espèce d'empirique*, Garnier un *épicier*, Helvétius un *voleur*. (*Conf.*, p. 29-30.) Renaudot, le fondateur du journalisme en France, le défenseur de l'antimoine, l'adversaire de Gui Patin, Renaudot, on ne le nomme pas. Il n'a pas même une notice dans les biographies médicales que j'ai sous la main [1]. Laissez passer la justice de la Faculté!

Les inventeurs de pommades pour faire repousser les cheveux tentent leurs essais d'après des inductions malheureuses. Si les académiciens chauves voyaient repous-

[1] Voyez *Lettres de Gui Patin*, Paris, 1846; t. Ier, p. 191, 201, 322; puis t. III, p, 609.

ser un mince duvet après l'essai d'une de ces pommades, ils induiraient qu'elle est excellente. Déçus dans leur espoir, ils se vengent des inventeurs, et ils se vantent en disant qu'ils ont perdu quelques cheveux depuis longtemps absents.

J'ai dit tout à l'heure qu'entre l'empirisme patenté et l'empirisme non patenté il n'y avait qu'une différence, la patente. L'analyse qui précède en fait apparaître trois autres non moins importantes. Le second a pour lui le succès, le premier la force d'habitude; le second a doté la médecine de ses ressources les plus précieuses; le premier est essentiellement stérile; le second, chez les nonnes, les châtelaines, n'a d'autre mobile que la bienfaisance; le premier est trop souvent dirigé, sinon par un intérêt matériel, du moins par des préoccupations d'école, des préjugés d'éducation, un attachement aveugle au passé.

Dès lors identité entre les procédés de l'empirisme de M. Trousseau et ceux de l'empirisme clandestin; mais supériorité incontestable de ce que M. Trousseau appelle le mauvais empirisme sur ce qu'il appelle le bon empirisme, de l'empirisme bâtard sur l'empirisme légitime. Voilà ce qui ressort de plus clair et de plus évident des deux conférences de l'éloquent professeur.

IX

SOURCES DE L'EMPIRISME.

> Les remèdes populaires ont été transmis au vulgaire par les médecins eux-mêmes.
>
> J. FRANK.

Je ne m'arrêterai pas à tous les sujets traités par M. Trousseau dans sa deuxième conférence : la théurgie, la magie, la sorcellerie, l'astrologie, dont j'ai déjà dit un mot; le toucher des écrouelles par les rois de France et d'Angleterre, l'eau de la reine de Hongrie, le sabbat, l'idiotisme et l'incompétence des témoins, le vol à la cataracte, l'ignorance du prêtre polonais, le mesmérisme et le somnambulisme, les tables tournantes, l'ervalenta et la révalescière, la puissance des annonces... que sais-je encore?

M. Trousseau a dévoilé, en les stigmatisant, toutes les superstitions, toutes les niaiseries, toutes les supercheries dont la crédulité publique et l'ignorance ont été victimes depuis la plus haute antiquité jusqu'à nos jours. Toutefois il est à craindre que ses récits des âges héroïques et des temps mérovingiens, ses anecdotes contemporaines empruntées à la chronique de la police correctionnelle et des salons, n'aient abouti qu'à une réclame en faveur de l'ervalenta et de la révalescière.

L'exploitation de la sottise publique ne peut être utilement combattue que par la lumière, par la science. Dès l'instant que M. Trousseau ne peut lui opposer que la pâle lueur de l'analogie et de l'induction, sa protestation et son enseignement n'ont pas plus d'autorité sur ses auditeurs et sur ses lecteurs qu'un fait divers bien rédigé ou un chapitre de l'*Almanach des connaissances utiles*. Le libre examen et la science ont eu raison de la théurgie et de la magie, l'astronomie de l'astrologie, la physique de la sorcellerie; c'est à la physiologie et à la pathologie de rendre compte ou de faire justice du somnambulisme, des tables tournantes et du spiritisme. Jusque-là les négations dédaigneuses et les plaisanteries d'un goût douteux ne pourront que leur ouvrir à deux battants les portes « des palais et des salons les plus aristocratiques de Paris. » Selon M. Trousseau, plusieurs causes contribuent à la vogue de l'empirisme bâtard. Voici les principales : 1° le plagiat des théories médicales; 2° l'étrangeté du remède; 3° la grossièreté de l'empirique; 4° le désir d'être trompé, aussi insurmontable chez le malade que chez ceux qui l'entourent; 5° enfin l'ignorance où sont les médecins eux-mêmes de la marche naturelle des maladies.

1° Franck, Morisson, Leroy, Guillé, Dehaut, Clerambourg, etc., étaient ou sont des humoristes au même titre que les plus célèbres professeurs de nos Facultés. Ceux-ci n'ont pas lutté contre l'invasion du physiologisme de Broussais avec de meilleurs arguments que Leroy. De l'empirisme des uns à l'empirisme des autres, il n'y a que l'épaisseur de la publicité. Didier n'avait pas de diplôme, que je sache; mais il s'étayait de quelques phrases de M. Trousseau. Quel est son crime? D'avoir préconisé un seul moyen contre presque toutes les maladies chroniques?... Broussais n'en avait bien qu'un contre toutes les affections aiguës... D'avoir recommandé le même purgatif dans les circonstances les plus différentes?... L'induction sur laquelle il se fondait est aussi légitime que celle de M. Trousseau pour le quinquina appliqué à trois affections aussi disparates que la fièvre intermittente, le rhumatisme aigu et la névralgie sus-orbitaire.

Il en est de même des spécificistes Regnaud, Georgé, Flon, Raquin, Ollivier, approuvés par l'Académie de médecine, ou parfaitement en règle avec le fisc par la patente, avec la Faculté, avec l'école de pharmacie, par le diplôme. Entre eux et les autres dogmatistes ou empiriques diplômés, il ne peut y avoir qu'une question de boutique ou de cabinet. De M. Trousseau à eux, il y a de plus la différence du rang, de la notoriété; au fond, ils induisent comme lui, d'après les mêmes principes, peut-être plus témérairement. Seulement ils affichent leurs inductions sur leurs devantures ou sur leurs portes, sur les murs de Paris, de la banlieue et de la province, et à la quatrième page des journaux. Entre M. Trousseau et eux, il ne saurait y avoir qu'une question d'honorabilité.

Il ne peut, en effet, les flétrir comme empiriques, ils lui répondraient qu'ils sont dogmatistes, et de ceux qu'il considère lui-même comme les meilleurs. Il ne peut les attaquer comme dogmatistes, ils lui opposeraient des pancartes de faits à l'appui de leurs inductions. Il ne peut les anathématiser au nom de l'art, l'art ne vivant que de publicité; au nom de la science, il n'y croit pas. Il ne lui reste qu'à les excommunier au nom de la dignité professionnelle et à protéger, contre leur concurrence écrasante, les bons empiriques, dogmatistes, orthodoxes et fidèles à la Faculté jusqu'à la misère.

2° L'étrangeté du remède, la répugnance qu'il excite, sont, d'après M. Trousseau, des attraits invincibles pour les malades. J'en demande bien pardon à l'honorable académicien; les pauvres malades ne consentent à recourir aux remèdes sales, dégoûtants, étranges, bizarres, qu'à la dernière extrémité, en désespoir de cause, l'impuissance de leur médecin et de ses confrères étant reconnue, avouée, indéniable.

Mais il y a plus, si l'empirisme illégal prend son dogmatisme à la pathologie classique, il tire sa matière médicale la plus rebutante de la pharmacologie traditionnelle.

La poudre des pariétaux d'un homme ayant péri de mort violente, la poudre de crapaud sec la dépouille de la couleuvre, les excréments de chien, nourri exclusivement d'os ou l'*album græcum*, les excréments de paon et de poule, la graisse humaine, sont encore indiqués dans les pharmacopées espagnole et wurtembergoise, à la date de 1798, et, qui le croirait? la chair et le rachis de la vipère commune dans le codex français de 1837. (*Pharmacopée universelle*, par A. L. Jourdan, membre de l'Académie de médecine, 2e édition, 1840.)

« Tels furent nos vénérables ancêtres, s'écrie le professeur Forget, tels sont les titres de noblesse de notre belle science!... Ces sources immondes ont été purifiées, direz-vous? Oui, ces ignobles origines sont oubliées; mais la plupart de ces remèdes superstitieux nous sont restés. Or ne croyez pas que ce soient seulement les praticiens vulgaires ou les seuls charlatans qui acceptent ces traditions; ce sont aussi les médecins les plus estimés, les plus savants, les plus illustres, témoin le petit chien vivant appliqué sur l'abdomen, dans l'iléus, par le grand Sydenham, et qui rappelle la jeune hirondelle de Celse; la poudre de crapaud administrée dans l'asthme, et l'urine mêlée au jaune d'œuf, dirigée contre la gravelle, par Dower; la chair de lézard prescrite contre le cancer, par le célèbre Bayle; le suc gastrique de chouette dirigé contre le carreau, par l'illustre Pinel et le spirituel Alibert; dans la première édition du *Guide du médecin praticien*[1], livre classique aujourd'hui; Valleix produisit sérieusement, d'après Fernel, la poudre de crottin d'âne, prise par le nez, contre l'épistaxis! La dernière prouesse de Récamier, d'excentrique mémoire, a été l'apologie académique du guano ou de la fiente d'oiseau, administrée *intus et extra*. Un vieux praticien, qui a longtemps régné dans le Midi, Chrétien (de Montpellier), faisait, dit-on, avaler des limaçons crus à ses malades; on sait que la viande crue est très à la mode aujourd'hui. Voilà bien l'équivalent des crottes de rat de ce pauvre Montaigne! » (*Principes de thérapeutique*, p. 12-13.)

Le bon empirisme de la veille est le mauvais empirisme

[1] Paris, 1843, t. Ier, p. 53. Cette indication est supprimée dans les éditions suivantes du *Guide du médecin praticien*. (*Note de Forget.*)

du lendemain. Les empiriques d'aujourd'hui prescrivent ce que prescrivaient naguère les *artistes* éminents, les maîtres, qui ont précédé M. Trousseau ; ils sont en retard de quelques années sur l'art contemporain, qui, à son tour, ne sera bientôt plus de mise. Déjà ne voyons-nous pas ses recettes grossir le catalogue des bonnes femmes, des nonnes, des châtelaines, ou enrichir les plus ignobles charlatans ?

3° Il n'y a pas jusqu'à la grossièreté des empiriques de bas étage qui n'emprunte quelque chose à la tradition médicale. Tels médecins, tels chirurgiens célèbres, qui font autorité même pour M. Trousseau, affectaient avec leurs clients un laisser-aller, une familiarité, une brusquerie, une rudesse de manières, qui ne faisaient point honneur à leur éducation. Dans le monde et dans le peuple, on leur faisait gloire de cette originalité. C'étaient des *artistes !* A y bien regarder, on s'apercevrait peut-être que leur succès a tenu bien plus à ce genre d'excentricité qu'à leur valeur réelle. Le charlatan se donne comme leur successeur, et prouve son héritage par la ressemblance des allures et même du masque, absolument comme ces rapins impuissants qui s'affublent du bonnet de Michel-Ange, taillent leur barbe à la Van Dyck, campent sur l'oreille leur chapeau à la Rubens, et, s'ils n'arrivent pas au succès, se prennent pour des génies méconnus.

4° « L'homme veut être trompé, il veut être volé, dit M. Trousseau. Les malades veulent être trompés. » *Vulgus vult decipi.* Mais non, mille fois non. Les malades veulent guérir, voilà tout. Et ils ne vont à l'empirique illégal que quand l'empirique patenté ne sait, ne peut les guérir. Où et quand M. Trousseau a-t-il vu des rougeoles, des petites véroles, des scarlatines, des fièvres typhoïdes, bénignes, traitées par des empiriques sans diplôme? Dans toute ma vie médicale, je ne connais qu'un seul fait de ce genre : un enfant de la campagne tombe malade; on va au médecin des urines qui prescrit un vermifuge. L'enfant avait une fièvre typhoïde. La maladie parcourt ses phases assez régulièrement; le consulteur d'urines ne donne pas d'autre médicament. L'enfant meurt après le troisième septenaire. Eût-il été sauvé par le purgatif que n'eût pas manqué de donner l'un des trois médecins du voisinage? Peut-être en serait-il mort un peu plus vite.

Un autre consulteur d'urines, dans le canton voisin, fit une fortune considérable. Il diagnostiquait si bien, qu'un jour il prit l'urine de son curé pour celle d'une femme enceinte. Mais, en revanche, imbu du dogmatisme de Broussais sur l'irritation et l'inflammation, il n'administrait que des loochs, des remèdes adoucissants. Les droguistes en gros lui fournissaient plus de sirops de gomme, de guimauve, de cerises et de plantes émollientes qu'à tous les pharmaciens et médecins du département. Ses succès lui firent des ennemis. Il se fit recevoir officier de santé. Il persévéra dans sa méthode, et sa clientèle s'accrut. Il guérissait ceux-là mêmes que les purgatifs, les saignées, les vésicatoires et la polypharmacie des bons empiriques avaient réduits à la dernière extrémité.

De tels empiriques n'ont en général rien à faire avec les affections aiguës. Les gens riches appellent leur médecin; les pauvres vont à l'hôpital, ou sont soignés chez eux tant bien que mal, mais par un médecin gradué. S'ils survivent, de deux choses l'une : ou le retour à la santé est complet, ou la maladie passe à l'état chronique. Dans le premier cas, c'est à peine si l'on songe à remercier le médecin, comment songerait-on à recourir à l'empirique? Dans le second cas, c'est le médecin lui-même qui, après avoir perdu son latin et la santé de son malade, pousse celui-ci dans les bras des pires empiriques : « Essayez, lui dit-il ; il y a des choses si extraordinaires! J'ai vu (il a vu, le malheureux, et il s'en souvient trop tard!), j'ai vu des cures incroyables dues à l'usage prolongé de tel dépuratif, de tel purgatif. On cite des guérisons par la moutarde blanche ; on en cite par le remède de Leroy. La médecine Raspail a sauvé M. X... qui était dans une situation désespérée. Vous n'en êtes pas encore là, vous! » Il joint ainsi le mensonge à l'ironie. Il se donne pour un esprit fort, supérieur au préjugé. Il n'est point exclusif. Il est de la grande école du siècle, de l'école de l'indifférence, et il s'appelle progressiste, l'éclectique! Pour si peu qu'on le pousse, il ajoute : « L'homœopathie! mais je ne lui suis point hostile ; j'en fais quelquefois. Essayez-en. Le pire qui puisse vous arriver, c'est que cela ne vous fasse pas de bien. Consultez M. Z..., il passe pour savoir quelque chose ; on le dit honnête, convaincu, lui! ce n'est pas comme les autres. »

Sur cette charitable insinuation, il prend congé de son malade, lui serre la main, lui dit au revoir, pensant adieu, et ajoute la fameuse consolation : « D'ailleurs la nature a tant de ressources! »

Combien j'en connais de cette force, qui ne découvrent les ressources de la nature qu'après les avoir épuisées!

Si le mal s'aggrave, s'invétère, c'est la faute de l'empirique; si le malade succombe, c'est la faute de l'empirique; s'il guérit : « Je vous l'avais bien dit, s'écrie le docteur Prudhomme, c'est la nature qui a fait le miracle; elle a tant de ressources! »

Eh! que ne le disait-il plus tôt?

Certains rebouteurs moins inhabiles et plus heureux que les autres guérissent l'entorse. M. Trousseau le reconnaît, et il loue M. Lebâtard d'avoir soumis leurs procédés à des règles classiques. Comment dès lors impute-t-il le résultat favorable à un effort spontané de l'organisme, le rebouteur n'ayant, selon lui, d'autre mérite que de n'avoir pas empêché l'entorse de guérir, voilà tout? (Page 46.) M. Trousseau couronne M. Lebâtard de bandelettes et de fleurs, et il l'immole à la nature.

S'agit-il d'un rhume ou d'un catarrhe guéri par un remède empirique : « Il ne l'a pas empêché de guérir, dit M. Trousseau; voilà tout. » (Page 40.) Mais ce même catarrhe, ce même rhume, sous la direction du médecin, se prolongent indéfiniment. Cela est passé en proverbe : Bien soigné, un rhume dure toujours; abandonné à lui-même, six semaines. Si la nature doit suffire, pourquoi le médecin intervient-il, pourquoi entrave-t-il ses tendances? Si le remède empirique est utile, pourquoi ne pas l'employer?

Le malade ne veut pas être trompé, il veut être éclairé. Il veut guérir, guérissez-le : il ne vous quittera pas pour l'empirique.

5° M. Trousseau proclame bien haut et à maintes reprises l'ignorance des médecins relativement à la marche naturelle des maladies. Il attribue à cette ignorance la fortune des charlatans, la confiance dont ils jouissent, la confiance qu'ils ont souvent en eux-mêmes et qui les excuse alors par la bonne foi. Si les maîtres ne connaissent pas la marche naturelle des maladies, de quel droit reprochent-ils aux charlatans de ne pas la connaître? De quel droit affirment-ils que telle guérison est due à la routine, telle autre à la médication? Comment prouvent-ils que dans la rougeole, la petite vérole, la scarlatine bénignes, dans un rhume peu grave, la meilleure médecine est la médecine purement hygiénique, celle dans laquelle le médecin intervient le moins possible? Sur quels faits s'appuient-ils pour démontrer qu'une intervention plus active n'eût pas été opportune? Quelles limites imposent-ils à cette intervention, et sur quoi fondés? Si cette intervention est nuisible dans les cas légers, ne le sera-t-elle pas *a fortiori* dans les cas graves? Autant de questions que M. Trousseau a soulevées devant son auditoire, sans en résoudre aucune.

X

RAISON DE L'EMPIRISME.

Hé! mon ami, tire-moi de danger,
Tu feras après ta harangue.
LA FONTAINE.

Nous sommes édifiés ; en fait d'ignorance, le bon empirisme et le bon dogmatisme ne le cèdent en rien au mauvais empirisme et au mauvais dogmatisme. La patente et le diplôme n'y font rien. Ténèbres de part et d'autre, aussi bien au point de vue de la pathologie, du diagnostic et du pronostic, qu'au point de vue de la thérapeutique.

« Un médecin, dit M. Trousseau, après avoir passé trente ans dans les hôpitaux, est quelquefois singulièrement embarrassé pour distinguer une phthisie pulmonaire d'un rhume qui dure longtemps et qui a épuisé un peu le malade. » (*Conf.*, p. 39.) M. Trousseau a-t-il contre la phthisie d'autres remèdes que contre les rhumes négligés, autres que l'huile de foie de morue, les pectoraux, les béchiques, les résineux, les phosphates, les vésicatoires et les cautères? Si oui, je lui serai infiniment reconnaissant de faire connaître son spécifique, sinon, qu'importe la précision du diagnostic? En quoi l'empirique embarrassé sur ce point est-il plus coupable que le vétéran des hôpitaux? Comment, enfin, M. Trousseau peut-il avancer qu'un remède empirique, incapable d'empêcher un rhume ou un catarrhe de guérir, précipitera la marche de la phthisie?

Aux mêmes arguments à propos de chaque maladie j'opposerais les mêmes objections.

Non, la vogue de l'empirisme illégal, clandestin, non patenté, bienfaisant ou spéculateur, ne tient pas aux causes énumérées par M. Trousseau. Elle tient à ce que l'empirisme, arrêté dans son développement par l'analogie et l'induction, reste stationnaire dans les écoles. Dès lors l'empirisme, diplômé ou non, a la même valeur, les procédés étant les mêmes, les sources identiques, les résultats également incertains. C'est leur impuissance commune qui les fait vivre réciproquement.

M. Trousseau a plaidé avec chaleur les circonstances atténuantes en faveur de la médecine qu'il représente. J'applaudis aux sévérités de son réquisitoire contre l'exploitation de l'ignorance par la cupidité. Mais à l'ignorance il n'a su opposer que la confusion la plus étrange, la plus inextricable, la plus obscure que l'on puisse imaginer. Un peu de lumière et moins de sentiment, un principe, un seul principe, la moindre démonstration, eussent fait plus d'impression sur ses auditeurs que sa défense non moins stérile que désintéressée des médecins patentés.

Il faut que la Faculté et M. Trousseau en prennent leur parti : tant que le médecin diplômé ne guérira ni le cancer, ni la phthisie, ni le rhume ancien, ni le catarrhe, ni la goutte, ni le rhumatisme chronique, ni, à plus forte raison, l'entorse, tant que la thérapeutique n'aboutira qu'à la mort ou à la transformation des maladies aiguës en maladies chroniques, l'empirisme officieux aura sa raison d'être et subsistera. Riches et pauvres en appelleront des arrêts funèbres de la médecine officielle à la loterie de l'empirisme. Rien n'y fera, ni les déceptions cruelles, ni l'éloquence de M. Trousseau. Ce malheureux va perdre sa femme, son enfant, sa mère, son père! Vous ne pouvez plus rien pour celui de ces êtres si chers qu'il voudrait sauver au prix de sa propre vie! Vous n'avez à lui offrir que l'amère dérision du désespoir : *Lasciate ogni speranza!* Et vous voulez qu'il vous entende, qu'il se résigne comme vous aux décrets inflexibles de la nature en qui vous-même n'avez pas cru? Ah! laissez-le sacrifier son dernier joyau et jusqu'à son anneau de fiançailles... ou plutôt devancez le prêtre, sauvez le dernier joyau, sauvez l'anneau béni! Donnez à cet infortuné l'or que l'empirique exigera pour cette dernière et suprême satisfaction, une lueur d'espérance!

XI

L'EMPIRISME EST L'ENFANCE DE LA SCIENCE.

Dans les sciences constituées, cela seul est certain dont la classification est faite, la série connue, la loi calculée; cela est obscur et controversé, au contraire, où l'esprit n'a pu saisir ni rapport, ni loi, ni série.

P. J. PROUDHON.

L'empirisme est le berceau des connaissances humaines, comme la barbarie est le berceau de la civilisation. Il est à la science constituée ce que l'enfance est à l'âge mûr. A l'origine, il se résume, ai-je dit, dans l'observation, l'expérimentation, la théorie et l'expérience. Par une tendance inhérente à l'esprit humain, la théorie, dans ces conditions embryonnaires, n'ayant d'autres bases que l'analogie et l'induction, s'impose comme une solution définitive. De là le dogmatisme. Mais au fur et à mesure que les observations se multiplient, que l'expérimentation les confirme, que l'expérience s'accroît, la critique les oppose au dogmatisme et aboutit à sa négation. D'une longue série d'affirmations et de négations de même genre, se dégage peu à peu la méthode expérimentale, et celle-ci une fois conquise, le premier principe démontré, la première loi formulée, la science s'affirme et conclut à l'élimination de tout dogmatisme. Pour tout autant elle ne rejette pas les instruments qui ont aidé ses premiers pas, de même que l'homme ne condamne pas à l'inertie la voix qui a poussé ses premiers vagissements, les membres qui ont servi à la gymnastique dont son enfance a couru les dangers et subi les accidents. Elle limite les applications de ses procédés et assure leur exactitude, de même que l'homme donne à son activité un autre mobile que l'enfant, apporte dans ses mouvements plus de précision, plus de prudence dans ses entreprises.

Dans les sciences, on oppose l'empirisme à l'analyse. On considère comme empiriques les résultats qui ne peuvent être soumis à une loi commune, par opposition aux solutions analytiques qui se déduisent d'équations rigoureuses ou de rapports constants. Ainsi la dilatation de l'eau entre 4° et 100°, la tension, la pression, la force élastique de sa vapeur, ne sont pas exactement proportionnelles à l'accroissement de température; sa densité, de 100° à 4°, ne croît pas proportionnellement à l'abaissement de température. De là la nécessité des tables empiriques indiquant le volume et la densité du liquide, la tension, la pression, la force élastique de la vapeur, correspondant à chaque degré, tandis que la chute des graves, l'intensité de la chaleur, la vitesse du calorique, les attractions et répulsions électriques, sont soumises à des lois uniformes.

Tant que les faits ne peuvent être ramenés à une progression, à une classification, à une série dont la raison peut être précisée et calculée; ils appartiennent au domaine de l'empirisme. A ce titre, la thérapeutique des écoles, se bornant, comme le prétend M. Trousseau, à l'analogie et à l'induction, reste à l'état d'empirisme rudimentaire. Elle est encore au maillot.

M. Trousseau a cru échapper à l'empirisme par le dogmatisme. Il n'a pas vu que le dogmatisme est la conséquence fatale de l'empirisme, c'est-à-dire de l'expérience et de la théorie incomplètes. Empirisme et dogmatisme, c'est tout un. Il n'y en a pas deux, le bon et le mauvais; il n'y en a qu'un, l'empirisme. Mais il y a deux espèces d'empiriques, diplômés ou non; les empiriques honnêtes et les empiriques malhonnêtes. Ces derniers, je les appellerai purement et simplement charlatans. Les premiers, professeurs, académiciens, praticiens, nonnes, châtelaines ou roturiers charitables, je les appelle empiriques, et leur bagage commun, que s'approprient volontiers les charlatans, je l'appelle empirisme. Cela posé, il ne me coûte rien d'admettre que les tables empiriques des professeurs, des académiciens, des praticiens même, sont plus complètes, plus sensées que celles des nonnes, des châtelaines et des bourgeois. D'ailleurs cela importe peu, la différence étant nulle au point de vue des conséquences pratiques.

Vouloir que la thérapeutique se limite aux procédés de l'empirisme, l'observation, l'expérimentation, sans autre application intellectuelle que l'analogie et l'induction, c'est la ramener au temple d'Épidaure, aux bégayements des premiers Asclépiades, bien en arrière d'Hippocrate. Autant vaudrait faire retourner la physique à l'horreur du vide, la chimie aux quatre éléments, l'astronomie au système de Ptolémée. C'était bien là des inductions tirées des faits observés, des théories établies sur les apparences les moins contestables, des dogmatismes logiquement déduits de l'expérience. Autant vaudrait condamner à perpétuité notre belle langue aux tâtonnements de Froissart, de Louis XI, de Rabelais, de Marot, de Ronsard, de Montaigne, de Malherbe, de Corneille, et même de Molière ! La langue ne s'est pas arrêtée à Molière et au dix-septième siècle ; il y a eu, depuis, la langue du dix-huitième siècle, la langue de Voltaire, la langue de Buffon, et, tout près de nous, la langue du dix-neuvième siècle, la langue de Chateaubriand, la langue de Cuvier. La médecine non plus ne s'est pas arrêtée à Gui Patin, pas même à Broussais, et, s'il plaît à Dieu, elle ne reculera pas jusqu'à l'empirisme de M. Trousseau. Les sciences, comme la langue, sorties de la période des tâtonnements, sorties de la période empirique, une fois entrées dans la période méthodique, ne rétrogradent pas. Chaque progrès est une conquête qui étend le domaine de la certitude et diminue d'autant celui de l'empirisme. Depuis la découverte des logarithmes, on ne calcule plus les intérêts composés, les primes annuelles d'assurance et de crédit, les éléments trigonométriques, à l'aide des proportions arithmétiques. Les opérations les plus longues, les plus laborieuses, offrant les chances les plus nombreuses d'erreur, sont réduites à une seule, dont la célérité n'a d'égale que la précision. Depuis la découverte de Torricelli, on n'a plus à déterminer, par des essais, à quelle hauteur s'élèvera, dans un corps de pompe, un liquide quelconque. Il suffit de connaître le rapport de sa densité à celle de l'eau. Où en serions-nous s'il fallait déterminer empiriquement l'épaisseur des chaudières pour résister à la force élastique de la vapeur d'eau? La résistance des parois en tôle, en fonte ou en cuivre étant donnée, le rapport de la force élastique de la vapeur d'eau et de sa pression à la température étant connu, le calcul indique toutes les conditions de sécurité. Il en est de même dans toutes les sciences; « car, comme l'a fort bien dit M. Trousseau, savoir c'est prévoir. Or, on ne prévoit qu'avec des principes, jamais avec des faits. » (Préface de la 2e édition du *Traité de thérapeutique*, p. x.)

Cela est vrai, le mot principe signifiant loi, rapport, raison, mesure. Mais si, par principe, on entend un premier fait, une vérité première, cela n'a plus de sens. Le tout est plus grand que la partie; voilà un fait : prévoyez. Deux quantités égales à une troisième sont égales entre elles : prévoyez. Abandonnés à eux-mêmes, certains corps tombent à la surface de la terre, d'autres s'élèvent; plongés dans l'eau, certains corps gagnent le fond, d'autres reviennent flotter à la surface; l'hydrogène s'enflamme et éteint les corps en combustion; l'oxygène ne s'enflamme pas, et rallume les corps présentant quelques points en ignition. Voilà des faits, et l'empirisme n'étant qu'une collection de faits, vous n'en manquerez pas; armez-vous de l'analogie et de l'induction et prévoyez!

Voici une fièvre typhoïde abandonnée aux seules ressources de la nature et de l'hygiène; le malade guérit. En voici une autre également abandonnée à elle-même, dans les mêmes conditions: le malade succombe : prévoyez!

Un rhumatisant est traité par le quinquina; il guérit. A un autre qui présente la plus grande analogie avec le premier, vous administrez le quinquina; il meurt. Une névralgie sus-orbitaire est enlevée par le quinquina; un autre lui résiste : induisez, prévoyez! Multipliez ces données à l'infini, pour chaque maladie : pour la pneumonie, pour la pleurésie, pour la bronchite, pour la sciatique comme pour l'entorse! Dressez les tables empiriques de vos succès et de vos insuccès! Elles ne vous apprendront ni les lois de la mortalité et de la guérison dans chaque maladie, en dehors de tout traitement, ni par conséquent le danger ou l'utilité de telle médication, ni encore moins le rapport de la maladie à la médication ou la loi des indications, qui commande, limite ou supprime l'application thérapeutique; elles vous conduiront toujours aux mêmes conclusions : les maladies ont une terminaison heureuse ou funeste, tantôt par les contraires, tantôt par les semblables, tantôt par des remèdes inconnus, tantôt enfin par les seuls efforts de la nature. Là-dessus la dernière bonne femme en sait autant que le père de la médecine. Vous n'en savez pas davantage, vous n'en saurez jamais plus; vous ne pourrez jamais rien prévoir, pas même la mort!

Il faut que la médecine sorte de là, qu'elle s'arrache aux incertitudes de la routine traditionnelle, qu'elle en finisse avec le dieu Hasard, à peine de périr, vieille enfant de vingt-trois siècles, dans l'impénitence finale de l'empirisme.

XII

PRÉJUGÉ ET NIHILISME.

> L'empirisme dissout la science comme le scepticisme la société. Il renverse l'art en niant la science.
>
> TROUSSEAU et PIDOUX.

En signalant les causes de la concurrence faite par l'empirisme non patenté à l'empirisme patenté, M. Trousseau a presque touché à la vérité de la situation. Toutefois il n'a pas mesuré toute l'étendue du mal, il ne l'a pas saisi dans le vif, il ne lui a opposé qu'un remède empirique. Oui, les médecins ignorent la marche naturelle des maladies; mais cela ne suffit pas pour expliquer les succès, les guérisons et la vogue de leurs concurrents. Pour cela, à l'ignorance des médecins en pathologie il faut encore ajouter leur ignorance doublée d'impuissance en thérapeutique, et leur obstination, comme au temps de Diafoirus, à s'attacher aveuglément aux opinions des anciens.

Ce qu'il y a de pis, c'est que M. Trousseau nous menace du *statu quo*, c'est-à-dire de l'obscurantisme à perpétuité. En effet, il explique l'ignorance de la marche naturelle des maladies par l'impatience des malades : « Ils veulent être trompés; ils savent mauvais gré au médecin de les guérir sans remèdes; ils exigent qu'il gagne ses honoraires en leur prescrivant des drogues. La plupart des médecins cèdent à cette impatience et se font les complices de ces exigences; ils se méfient de la nature; ils interviennent dans un moment où ils devraient rester simples spectateurs, et ils troublent ainsi l'évolution des phénomènes. » (*Conf.*, p. 18-19.)

M. Trousseau revient à plusieurs reprises sur ce sujet dans ses deux conférences. Il blâme les médecins de subir le joug des préjugés d'école, d'agir quand même, et d'oublier que la grande difficulté, la plus importante des conditions de la science (le mot lui échappe), la première notion, la plus indispensable, celle sans laquelle toutes les autres manquent de base, c'est de savoir comment la maladie se serait comportée indépendamment de l'action du médicament. (P. 39, 19-20.)

Dans son introduction à la *Clinique médicale*, il avait déjà dit :

« Nous croyons trop à nous-mêmes et nous nous défions trop de ce que j'ai appelé métaphoriquement la *nature*. Nous ne savons pas assez que, le branle donné, pardonnez-moi cette expression triviale, les choses reprennent leurs allures normales, et que rien ne doit être plus respecté par le médecin que le retour à l'activité des fonctions naturelles qui désormais feront, pour la curation, plus que tous les agents de la matière médicale. » (*Clinique médicale*, p. XVIII.)

« Les homœopathes, fort involontairement et à leur insu, j'en conviens, sont venus fort à propos pour nous apprendre à connaître la puissance des forces inhérentes à l'économie vivante. Leurs succès, fondés précisément sur des faits de guérison qu'ils s'attribuaient et qui n'appartenaient qu'à la nature, nous ont été un bien utile enseignement, et nous ont instruits à compter un peu moins sur nous, un peu plus sur les aptitudes merveilleuses des tissus et des appareils qui constituent la machine animale.

« Encore une fois, messieurs, n'oubliez pas que, dans les maladies aiguës, le moment d'agir utilement passe avec rapidité, et que l'expectation trouve bien vite son opportunité. » (*Clinique médicale*, p. xx.)

D'après cela, il semblerait que le célèbre professeur fût décidé à aborder sérieusement le problème fondamental, si malheureusement perdu de vue depuis Hippocrate. Quelle est la marche naturelle des maladies? Rien ne s'oppose à ce que, par une expectation aussi absolue qu'inoffensive, il en donne la solution au moins pour les maladies où la nature se montre si puissante et si bienfaisante. Il n'en est rien.

Dans la même introduction, il ajoute : « Il y a bien longtemps que je suis incliné à croire à l'impuissance de la médecine dans le traitement de la pneumonie aiguë. Il y a bien longtemps que je suis tenté de laisser à la nature le soin de mener à bien cette maladie contre laquelle nous sommes tous disposés à agir avec tant de vigueur. Mais jusqu'ici je n'ai pas osé le faire. Les antimoniaux, les vomitifs, la digitale, sont mes armes de prédilection, et je croirais manquer à tous mes devoirs si, convaincu comme je le suis, PEUT-ÊTRE A TORT, de l'extrême utilité de ces moyens, je les mettais de côté pour voir comment la nature viendrait à bout de la maladie. (*Clinique médicale*, p. XXII.)

« L'abstention dans les maladies qui n'ont aucune gravité se conçoit à merveille, et l'on peut, sans trahir ses devoirs, étudier les allures de ces maladies sans permettre qu'elles soient troublées par l'intervention de l'art; mais quand il y a du danger et que nous croyons avoir dans nos mains un remède qui le puisse conjurer, la conscience nous crie d'agir et nous ramène à la médecine active, alors même que, pour un moment, nous aurions cédé à l'attrait d'une curiosité coupable. » (*Clinique médicale*, p. XXIII.)

A ce compte, on le voit, nous ne saurons jamais rien de la marche naturelle des maladies. M. Trousseau tourne dans un cercle vicieux. Il ne connaît pas la marche naturelle de la pneumonie aiguë, sans quoi il affirmerait ou nierait, dans des cas déterminés, sinon dans tous, la supériorité de la nature médicatrice, et il ne douterait pas de l'utilité des moyens qu'il emploie. En persistant à les employer, il s'ôte toute possibilité de trancher la question. Il en est même de la variole, de la rougeole, de la scarlatine, de la fièvre typhoïde, de la bronchite la plus simple, de toutes les maladies. Ne connaissant pas leurs allures naturelles, le médecin ne peut savoir où il y a danger. Ce qu'il prend pour un danger et qu'il combat par la médecine active, est peut-être une crise salutaire. Sans la comparaison avec des cas identiques soumis à l'expectation, impossible de dire si la médecine active est nuisible ou utile.

C'est en vain que, dans sa clinique, M. Trousseau trace à ses élèves « une *marche assez facile* pour résoudre une *difficulté insurmontable* et acquérir la notion la plus importante, la plus capitale de toutes pour le praticien, celle qui, à elle seule, est plus de la moitié de la médecine, la notion-principe de la marche naturelle des maladies. » A quoi, je le demande, peuvent servir ses conseils, si lui-même, blanchi dans la pratique des hôpitaux et de la ville, n'a pu se former une conviction relativement à la maladie la mieux connue, la pneumonie aiguë? Qu'est-ce, en effet, qu'une conviction qui incline à une conviction contraire? M. Trousseau croit que les vomitifs, les antimoniaux, la digitale, sont utiles dans la pneumonie; mais c'est peut-être à tort, ajoute-t-il prudemment, car d'un autre côté il est incliné depuis longtemps à regarder ces moyens comme impuissants, mais il n'en est pas sûr. Et s'ils sont nuisibles?

Que deviendra le pauvre praticien? Comment sortira-t-il des cruelles perplexités où l'auront jeté un pareil enseignement? Que fera-t-il? S'il intervient, il se reprochera de ne s'être pas abstenu; s'il s'abstient, il se reprochera de n'avoir pas agi. Dans l'un comme dans l'autre cas, il aura fait ce qu'il croyait devoir faire; il pourra descendre sans crainte dans sa conscience, mais il n'y trouvera plus ni paix, ni calme, ni sécurité. Le voilà aux prises avec le doute, avec les nécessités de la vie, avec le devoir! Du doute à la négation, il n'y a qu'un pas. Il niera la médecine, ou bien, la force de l'habitude l'emportant, sans autre guide que l'inclination du moment, il choisira dans les médications traditionnelles celle que ses souvenirs et ses sympathies lui présenteront comme la mieux indiquée. Dans le premier cas, s'il n'est pas assez fort pour quitter une profession ingrate, pour abandonner un art menteur, sera-t-il assez courageux pour braver l'opinion et proclamer la supériorité de l'expectation sur tout traitement? ou bien, se condamnant à perpétuité au scepticisme immoral, à l'hypocrisie du charlatanisme, substituera-t-il la mie de pain et les nonpareilles au papier mâché et à l'inscription du Lama? Dans le second cas, se résignant pour le reste de ses jours à l'empirisme forcé, il prescrira au hasard les vomitifs, les purgatifs, les vésicatoires et les saignées, qui remplaceront, pour ses malades, le pèlerinage aux trois poils de Mahomet et la queue de vache de l'Hindou, avec la foi de moins et le péril en plus.

XIII

EXPECTATION ET EXPÉRIMENTATION.

Melius est sistere gradum quam progredi per tenebras.

GAUBIUS.

Préjugé ou nihilisme, tels sont les deux termes entre lesquels la thérapeutique oscille depuis vingt-trois siècles. Rationnellement M. Trousseau incline vers le second; mais, dans la pratique, il s'attache énergiquement au premier. Il applique à la médecine les règles que Descartes s'était tracées, « afin qu'il ne demeurât point irrésolu en ses actions, pendant que la raison l'obligerait de l'être en ses jugements, et qu'il ne laissât pas de vivre dès lors le plus heureusement qu'il pourrait. Il s'est fait une médecine par provision. Il suit une opinion douteuse comme si elle était très-assurée. Il imite les voyageurs dont parle le philosophe, qui, égarés, plutôt que de s'arrêter en une place ou d'errer en tournoyant, tantôt d'un côté, tantôt d'un autre, marchent toujours le plus droit qu'ils peuvent vers un même côté, et arriveront au moins à la fin quelque part où vraisemblablement ils seront mieux que dans une forêt. » (*Discours de la méthode*, IIIe partie.) M. Trousseau, en effet, tombe dans la même faute qu'il reproche si sévèrement aux médecins. « La plupart, dit-il, ont de la puissance de leur art une si haute opinion qu'ils ne croient pas devoir s'abstenir en présence d'une maladie aiguë ou chronique. Ils instituent un traitement énergique *qui trouble nécessairement l'évolution normale de la maladie*, et lors même que ce traitement est utile, il ne vous permet pas de connaître ce qui serait advenu si le mal avait été abandonné à lui-même. Si le traitement a été nuisible, la perplexité sera la même. » (*Clinique médicale de l'Hôtel-Dieu*, Introduction, p. xx.)

Si le traitement a été nuisible, la perplexité ne sera pas la même, elle sera atroce.

Le problème est posé à peu près dans les mêmes termes que par Hippocrate. De sa solution dépend l'existence même de la médecine et sa victoire sur l'empirisme. Que fait M. Trousseau? Il hésite, il recule; il se méfie à son tour de la nature, de cette nature si clémente aux malheureux sans secours, si complaisante pour les homœopathes! Lui qui s'incline, respectueusement résigné, devant les grandes épidémies, telles que le choléra, la fièvre puerpérale, la peste, la fièvre jaune, il n'ose s'arrêter devant une modeste pneumonie en simple spectateur! Il met tout en branle, pour me servir de son expression, vomitifs, antimoniaux, digitale, vésicatoires, absolument comme le laboureur à l'approche de l'orage se réfugie sous l'arbre qui attire l'éclair, ou sonne à toute volée les cloches qui appellent le tonnerre!

Ne vaudrait-il pas mille fois mieux allumer des cierges et se recommander à Dieu?

Et si, parmi les membres de la section des sciences à l'Institut, il s'en trouve bien vingt qui jugent une telle thérapeutique comme elle le mérite et lui refusent toute confiance, M. Trousseau s'en étonne. Ils s'adressent aux charlatans, dit-il. Je ne le pense pas. Les savants de l'Institut sont trop éclairés et trop dignes pour recourir aux charlatans. Qu'ils préfèrent à la routine orgueilleuse et obstinée du dogmatisme qui repousse tout progrès, la pratique modeste et désintéressée de l'empirisme qui cherche et qui découvre, cela est possible et ne porte aucune atteinte à leur considération. Ce qui doit plutôt étonner, c'est qu'ils ne soient pas tous assez fermes pour préférer à la médecine du préjugé la médecine prudente qui s'abstient dans le doute, n'intervient que par des moyens inoffensifs, et ne fait pas « cesser de vivre avant que l'on soit mort. »

Le *melius anceps quam nullum* de l'empirisme a fait son temps. La science dit aujourd'hui : *Melius nullum quam anceps*.

Ni les divins exemples d'Hippocrate, ni les observations de guérisons naturelles, ni les résultats comparés des divers traitements dans une même maladie, ni le *hasard*, ni l'analogie, ni l'induction, ni l'enseignement tiré des succès homœopathiques, ni son expérience personnelle, n'ont pu conduire M. Trousseau quelque part où il fût mieux que dans la forêt de l'empirisme. Telles sont cependant les seules voies qu'il indique à ses élèves pour sortir de ce dédale inextricable. Il y en a une pourtant très-directe; il le sait; mais il se l'interdit et il l'interdit à tous : « Il n'est pas permis, dit-il, à un médecin digne du sacerdoce auquel il s'est voué (tout à l'heure c'était un art, un métier!), de mettre de côté ses croyances, même fausses, pour expérimenter sur les malades et attendre curieusement ce que pourra faire l'expectation. » (*Clinique médicale de l'Hôtel-Dieu*, Introduction, p. XXII.)

Très-bien! mais ceux qui croient, *à tort peut-être*, les médications classiques non-seulement impuissantes, mais encore nuisibles, dans la pneumonie, la pleurésie, la fièvre typhoïde, etc., aussi bien que dans les grandes épidémies, peuvent, pour la même raison, s'interdire d'expérimenter sur des malades des moyens dont l'innocuité n'est pas démontrée.

La force des choses, qui n'est que la raison des choses, est inéluctable. L'Académie de médecine sait que le sphinx est là, prêt à la dévorer, si elle n'explique pas l'énigme. Un seul procédé expérimental est possible, rationnel. M. Trousseau le repousse par un scrupule honorable, mais exagéré, et rend toute solution impossible. L'Académie non-seulement absout, mais encore excite, encourage une hardiesse que M. Trousseau condamne. Elle propose un prix pour le meilleur mémoire sur l'expectation et sa valeur comparée à celle des divers traitements dans la pneumonie.

La pneumonie n'a eu qu'un tour de faveur. Tout le cadre nosologique y passera.

Depuis que l'Académie a mis ce sujet au concours, une chaire de médecine comparée a été créée à la Faculté de Paris. La médecine comparée offre à l'Académie, à M. Trousseau et aux concurrents, la possibilité de concilier les exigences impérieuses, fatales, de la science avec l'intérêt sacré des malades.

Supposons le double problème résolu : d'une part, la marche naturelle de chaque maladie connue, d'autre part, l'influence des diverses médications appréciée ; rien ne sera fait si le rapport de la médication à la maladie n'est pas dégagé, l'indication déduite de données positives. (*Vide supra*, p. 57-58.)

Espérons qu'il ne faudra pas vingt-trois nouveaux siècles pour formuler cette grande loi des indications. Déjà, dans leur *Traité de thérapeutique*, MM. Trousseau et Pidoux, sous le titre d'*Étude physiologique*, ont placé en tête de chaque médicament une véritable pathogénésie, empruntée à toutes les sources, surtout à la *Matière médicale pure* de Hahnemann. Ce n'est autre chose que le tableau des symptômes produits sur l'homme sain et sur les animaux par chaque médicament. Ces études incomplètes, il est vrai, mais suffisamment sûres, et non moins importantes que sérieuses, n'ont fourni aux auteurs aucune conclusion. Elles sont comme un hors-d'œuvre dans l'ouvrage. L'analogie et l'induction n'en ont tiré aucun parti. Les effets physiologiques d'un médicament ne sont point comparés aux affections contre lesquelles il est préconisé. Dans ses conférences, M. Trousseau n'a pas fait la moindre allusion à ce genre de recherches qui doit exercer sur l'avenir de la médecine une action décisive. Heureusement, il en sera de ceci comme de l'expectation ; la force des choses conduira à l'essai des médicaments sur l'homme et sur les animaux dans l'état de santé et de maladie, et à des résultats que ni Bretonneau ni ses élèves n'ont aperçus ou même soupçonnés.

Le cours de médecine comparée fera surgir et formera des expérimentateurs habiles. La thérapeutique expérimentale, méthodique, rationnelle, exacte, se substituera à la thérapeutique de l'analogie et de l'induction, du hasard et du préjugé. Le nihilisme sera vaincu, et M. Trousseau découvrira peut-être dans son traité, entre les symptômes physiologiques produits et l'affection guérie par un même médicament, un rapport de similitude évident à chaque page pour tout lecteur désintéressé.

Ceci nous conduit tout naturellement à la partie des conférences relatives aux homœopathes et à l'homœopathie.

XIV

HOMŒOPATHES ET HOMŒOPATHIE.

> Se croire obligé de nier une vérité nouvelle pour en rappeler une ancienne prouve assez qu'on n'a pas mieux saisi l'ancienne que la nouvelle.
>
> TROUSSEAU et PIDOUX.

Si M. Trousseau a reproduit devant les ouvriers, élèves de l'Association polytechnique, presque toute son *Introduction à la Clinique médicale*, il leur a donné, sur les homœopathes et sur l'homœopathie, une seconde édition abrégée de son discours prononcé en 1842, devant la Faculté de médecine, à la séance solennelle de rentrée. Dans une lettre adressée à MM. les membres de la Faculté de Paris, Croserio et M. Léon Simon père ont répondu à ce discours. Combien de médecins se sont prononcés, dans ce grand procès, sur le réquisitoire, sans avoir lu la réplique! Ceux-là ont-ils porté un jugement plus consciencieux que le juré se rangeant de parti pris à l'opinion du ministère public? Je ne parle pas de ceux qui dorment et n'entendent ni l'une ni l'autre des parties.

Dès cette époque, le célèbre professeur assimilait les globules homœopathiques aux trois poils de la barbe de Mahomet, si puissants dans le traitement d'un grand nombre de maladies, et religieusement conservés à Cachemire, d'après les Lettres de Jacquemont. Aujourd'hui et malgré cela, il affirme connaître quelques homœopathes ayant foi en ce qu'ils font; il veut bien leur rendre ce témoignage. Évidemment il ne saurait donner aux autres la même attestation, soit qu'il ne les connaisse pas, soit que, les connaissant, il tienne leur probité pour douteuse.

Quoi qu'il en puisse être, il les range, y compris l'un de ses très-bons amis, très-convaincu, avec lequel il a fait à l'Hôtel-Dieu, six mois durant, des expériences négatives, il range les homœopathes, dis-je, parmi les mauvais empiriques.

Qu'il y ait des homœopathes exerçant sans diplôme ni patente, je ne le conteste pas. Il en est d'eux comme des empiriques amateurs, dont la concurrence est si préjudiciable et si odieuse aux empiriques officiels. Sans doute, l'aptitude de ces volontaires à distinguer les maladies, à porter un diagnostic positif, un pronostic éclairé, est plus que problématique. C'est même le seul motif valable que M. Trousseau puisse opposer à leur usurpation, et c'est précisément celui sur lequel il a le moins insisté. Or, en dehors des gens du monde qui soutiennent de leur adhésion et de leur concours, bien plus que de leurs prescriptions inoffensives toujours, quelquefois utiles, la doctrine homœopathique, il y a ses représentants réels, sérieux, docteurs en médecine pour la plupart, un très-petit nombre officiers de santé. Tous ont été reçus par les Facultés ou par les jurys spéciaux. Tous, sous la direction de M. Trousseau lui-même ou de ses collègues les plus éminents, se sont familiarisés avec les difficultés du diagnostic, du pronostic, de la clinique et de la thérapeutique.

Ceux que la mort a déjà moissonnés parmi les premiers disciples de Hahnemann, le médecin le plus érudit de son temps, s'appelaient Desaix, de Lyon ; Peschier et Dufresne, de Genève; Molin, ancien inspecteur des eaux de Luxeuil; Risueño d'Amador, ancien professeur à la Faculté de médecine de Montpellier ; Curie, le praticien le plus répandu de Londres, le bienfaiteur, sans distinction de parti, des exilés français, victimes de nos dissensions politiques depuis 1835 ; Antoine Pétroz, l'élève et l'ami de Hallé, d'Antoine Dubois, de Landré-Beauvais, de Marjolin, et leur collaborateur au *Dictionnaire des sciences médicales* de Panckoucke. Parmi ceux qui survivent à cette grande génération des propagateurs de l'homœopathie en France, je n'en citerai que trois : le vénérable Des Guidi, inspecteur honoraire de l'Académie, le docteur. Gastier, ancien médecin de l'hôpital de Thoissey ; le docteur Delavallade (d'Aubusson) ; ces deux derniers envoyés comme représentants du peuple à l'Assemblée législative par leurs départements, à la presque unanimité des suffrages.

Ceux de la seconde génération ont eu le même enseignement, reçu la même éducation médicale que M. Trousseau. Je citerai seulement J. P. Tessier, médecin des hôpitaux de Paris, récemment enlevé à la science, et auquel, une fois du moins, l'honorable professeur de clinique à l'Hôtel-Dieu a su rendre justice.

Quant aux plus jeunes, je ne pense pas que M. Trousseau et ses collègues aient été pour eux plus indulgents que pour le prêtre polonais. Plusieurs ont été internes provisoires ou titulaires des hôpitaux, lauréats de la Faculté et de l'Académie de médecine; quelques-uns ont concouru pour le bureau central, et, si je ne me trompe, pour l'agrégation; tous ont, dans maintes circonstances, fait preuve d'un savoir incontestable.

Tels sont les hommes que M. Trousseau a englobés dans la tourbe des somnambules, des vendeurs d'eaux miraculeuses, des sorciers et des rebouteurs, en compagnie des nonnes et des châtelaines.

M. Trousseau n'est pas moins impartial envers la doctrine qu'envers ses partisans.

« C'est une chose étrange, dit-il, que de croire à l'homœopathie; mais, enfin, que voulez-vous que j'y fasse? Il y a des gens qui croient à tant de choses, qu'en vérité ils peuvent bien croire à celle-là. » (*Conf.*, p. 50.)

Il y a quelque chose de plus étrange encore : c'est d'incliner à penser que la médecine est impuissante dans une maladie, de le proclamer bien haut, et d'avoir le courage d'opposer à cette maladie des remèdes à l'efficacité desquels *on croit peut-être à tort;* c'est de donner des conseils et de ne pas prêcher d'exemple; c'est de considérer une notion comme indispensable et de condamner comme coupable et indigne le seul moyen de l'acquérir; c'est, enfin, d'invoquer contre ses adversaires un fait que l'on avoue ignorer, et de n'en tenir aucun compte pour soi-même et pour les siens.

Une rougeole, une scarlatine, une petite vérole, une fièvre typhoïde, sont-elles traitées et guéries par des médicaments homœopathiques? « A coup sûr, dit M. Trousseau, la curation est imputable à la nature seule. » (*Conf.*, p. 38.) Or, vingt lignes plus haut, il constate, tout en la déplorant, l'ignorance où nous sommes de la marche des phénomènes naturels des maladies. Ses auditeurs ont dû trouver la chose étrange. Mais elle leur eût paru plus étrange s'ils avaient connu les passages cités plus haut de la *Clinique médicale* de l'éloquent professeur, et plus étrange encore s'il leur avait lu ce qui suit :

« Lorsque, il y a trente-cinq ans, je commençai l'exercice de la médecine, les deux premiers malades auprès desquels je fus appelé étaient deux individus atteints de rougeole, une enfant de onze ans, une servante de vingt et un ans : toutes deux succombèrent, l'une à une broncho-pneumonie compliquée de pleurésie, l'autre à un catarrhe péripneumonique. Je jugeai dès cette époque que la rougeole pouvait être une maladie sérieuse, et depuis lors, après être resté plusieurs années sans perdre d'individus qui en étaient atteints, adultes ou enfants, j'ai rencontré la désastreuse épidémie de l'hôpital Necker, que je rappelais tout à l'heure (sur 24 enfants atteints de rougeole, 22 furent emportés par le catarrhe péripneumonique en 1845 et 1846). Cette année encore (1861), nous avons tous vu, tant dans notre clientèle privée que dans celle de nos confrères qui nous mandaient en consultation, un assez grand nombre d'enfants et même d'adultes enlevés par le catarrhe morbilleux péripneumonique. » (*Clinique médicale*, t. Ier, p. 55.)

« S'il ne survient aucun accident grave, le médecin

n'a qu'à se croiser les bras ; en quelques jours la maladie (la scarlatine) aura accompli naturellement son évolution. Alors même que les fièvres éruptives deviennent par quelque point menaçantes, notre *intervention*, *avouons-le*, *est généralement* de peu d'efficacité. » (*Loc. cit.*, p. 26-27.)

« Encouragés par les succès que les sectateurs de Hahnemann prétendaient obtenir de leur méthode de traitement dans la pneumonie, des médecins, suivant en cela d'ailleurs l'exemple qui leur avait été donné par d'autres, ont soumis leurs malades à l'expectation. C'était la pratique adoptée depuis longtemps par Magendie, et, sans aucun doute, quelques-uns d'entre vous ont entendu parler des travaux publiés dans ces dernières années par Dietl (de Vienne), Niemeyer (de Greiswald), Schmidt, etc., des faits rapportés par le docteur Laboulbène ; beaucoup auront lu le mémoire posthume de Legendre, intitulé : *De l'expectation dans la pneumonie franche*, et inséré dans les *Archives générales de médecine* pour le mois de septembre 1859. Eh bien! messieurs, ces expériences ont permis de connaître la marche naturelle que suit, dans un grand nombre de cas, la pneumonie franchement inflammatoire. *Elle tend généralement vers la guérison, et celle-ci arrive généralement du neuvième au onzième jour.* » (*Clinique médicale*, t. Ier, p. 601.)

A ces autorités M. Trousseau aurait pu ajouter celle de MM. Bennett, Beau et Barthez. Ce dernier, dans un récent mémoire qui a eu un grand retentissement, s'exprime ainsi :

« Cette durée naturelle de la période de déclin n'est

pas sensiblement modifiée par le traitement; mais si celui-ci détermine une modification, elle n'est pas en faveur des malades activement traités.

« La différence devient très-sensible si, au lieu d'étudier séparément la durée de chaque période, je recherche quelle est celle de la pneumonie comptée du début au premier jour de la convalescence. Abandonnée à elle-même, cette phlegmasie se termine assez souvent en dix jours, habituellement en moins de quinze; assez rarement elle dépasse ce terme. *La proportion est presque retournée lorsque les enfants ont été soumis à une médication active.* » (*Union médicale*, 15 avril 1862.)

Voici une maladie qui est déclarée, par M. Grisolle, mortelle presque toujours chez les nouveau-nés et chez les enfants à la mamelle, très-meurtrière jusqu'à l'âge de cinq à six ans (*Traité théor. et prat. de pathol. int.*, t. Ier, p. 366); qui, à l'hôpital des Enfants-Trouvés, sur 128 malades, enfants nouveau-nés, donne 127 morts (Valleix et Vernois, *Cliniq. des maladies des enfants nouveau-nés*, p. 40 et suiv.); qui, à l'hôpital Necker, sur 55 enfants, âgés de quelques jours à deux ans, en fait périr 33 d'après M. Bouchut; qui, enfin, sur 61 malades de deux à quinze ans, compte, d'après M. Barrier, 48 décès! Et sur 212 enfants atteints de pneumonie franche, de deux à quinze ans, mais soumis à l'expectation presque tous, à peine un sixième à un traitement ayant quelque activité, M. Barthez n'a à déplorer que 2 décès par le fait de la pneumonie, qui alors occupait les deux poumons. (*Union méd.*, 12 avril 1862.)

De la pneumonie des enfants passons à celle des adultes.

M. Beau, médecin de l'hôpital de la Charité, a fait, en 1859, des leçons très-importantes sur la pneumonie. Elles ont été résumées par le *Journal de médecine et de chirurgie pratiques*, dans le numéro de septembre 1859, p. 396 et suiv. Voici un extrait de ce résumé :

« Dès 1750, Quesnay, dans son *Traité des effets de la saignée*, disait que, pour apprécier la valeur de ce moyen curatif, il fallait tenir compte des opérations de la nature et voir si, au lieu de les seconder, la saignée ne les contrariait pas : Quesnay avait raison. M. Louis, en 1828, mit en doute les avantages de la saignée dans la pneumonie. Magendie ne saignait jamais ses pneumoniques. Ces deux médecins, selon M. Beau, étaient dans le vrai ; l'expérience ayant prouvé que la saignée n'est qu'exceptionnellement favorable dans cette inflammation.

« Ainsi M. Hugues Bennett, d'Édimbourg, a consigné, dans un excellent traité de médecine pratique, publié en 1858, des résultats statistiques qui justifient les doutes de M. Louis et la conduite de Magendie. Sur 648 malades traités par les saignées pour des pneumonies, à l'infirmerie royale d'Édimbourg, par les docteurs Reid, Peacok, M'Dougall et Hugues Bennett, depuis le 1er juillet 1839 jusqu'au 1er octobre 1849, il y a eu 388 guérisons, 38 améliorations et 222 morts. Antérieurement à cette période, on avait compté, sur 50 cas traités par le même système, 31 guérisons ou améliorations et 19 morts. (La proportion des morts, observée par M. Louis, était de 32 sur 107.) En regard de ces chiffres, M. Bennett place les relevés significatifs de l'hôpital de la Charité, à Vienne. Le docteur Dietl a soumis 380 pneumonies à divers traitements, dont voici les résultats : *Saignées*, 85 : 68 guérisons, 17 morts; *émétique à haute dose*, 106 : 84 guérisons, 22 morts; *régime*, 189 : 175 guérisons, 14 morts. Et M. Bennett ajoute que ces 14 morts se rapportent toutes à des cas compliqués, tandis que des 17 cas de mort incombant à la première série, c'est-à-dire au traitement par les saignées, 7 étaient des cas simples.

« Depuis huit ans, M. Bennett a introduit dans sa pratique le système d'expectation qui a si bien réussi au docteur Dietl. Il se contente de prescrire quelques alcalins pour diminuer la viscosité du sang, et aussitôt que le pouls est tombé, il donne à ses malades du thé de bœuf, des aliments légers, de cent vingt à deux cent quarante grammes de vin, s'ils sont faibles, et aux approches de la crise un diurétique pour expulser les urates, à moins que cette crise ne se manifeste par des sueurs ou des gardes-robes, cas dans lequel il se garde bien de la troubler. Ce système, appliqué à l'infirmerie royale, a donné à son auteur 63 guérisons sur 65 malades : de pareils chiffres n'ont pas besoin de commentaires. »

C'est plus qu'il n'en faut, à coup sûr, pour incliner à croire à l'impuissance de la médecine dans le traitement de la pneumonie aiguë. Mais ce n'est pas assez pour décider M. Trousseau à s'abstenir :

« De ce que, dit-il, dans un certain nombre de cas, la pneumonie a guéri d'elle-même, faut-il en conclure que la médecine doive être expectante? Je ne le crois pas, et, pour ma part, je ne saurais rester inactif en face de cette maladie. Dès que je suis appelé auprès d'un malade atteint de pneumonie franche, sans aucune complication, je m'empresse d'intervenir à l'aide d'une *médication antiphlogistique.* » (*Clinique médicale*, p. 602.)

Voilà qui est clair, sinon logique; c'est la théorie de l'art pour l'art poussée jusqu'au sublime!

La pratique est plus étrange encore que la théorie. La preuve a été faite depuis longtemps par M. Bouillaud. Dès 1836, l'illustre professeur de clinique à la Charité opposait les résultats de la médication antiphlogistique, telle qu'il l'a formulée, aux résultats de la médication *antiphlogistique*, comme l'entendent MM. Louis et Trousseau, comme l'entendaient Laënnec, Bertin, Cayol, Chomel, etc. La comparaison porte sur un grand nombre de cas de pneumonie, graves, moyens, légers, simples ou compliqués, et à différents âges.

« Dans son article *Pneumonie*, du *Nouveau Dictionnaire de médecine*, dit M. Bouillaud, M. Chomel évalue au quart environ la mortalité de la pneumonie traitée dans les hôpitaux.

« D'un autre côté, il résulte d'un relevé de M. Louis, que sur 123 pneumoniques traités dans le service de M. Chomel, la mortalité a été de 40, c'est-à-dire d'environ le tiers des malades, *mortalité énorme*, ajoute M. Louis, et qui est à peu près la même que celle qui a lieu dans les fièvres typhoïdes.

« Sur 90 individus affectés de pneumonie, qui furent reçus en 1829, dans le service de M. Guéneau de Mussy, à l'Hôtel-Dieu, 38 succombèrent. Ainsi donc, la mortalité dépassa les deux cinquièmes.

« Dans le courant de l'année 1822, nous reçûmes à l'hôpital Cochin, dont M. Bertin était le médecin et où j'étais alors interne, 63 individus atteints de pleuro-pneumonie; 16 succombèrent, c'est-à-dire que la mortalité fut presque exactement d'un quart.

« Il résulte d'un relevé publié par Cayol lui-même, que sur 24 péripneumoniques reçus dans son service, lorsqu'il professait la clinique à la Charité, 6 succombèrent. La mortalité a été par conséquent de 1 sur 4, comme dans le service de M. Bertin, à l'hôpital Cochin.

. . . .

« On dira peut-être que la mortalité n'est pas aussi élevée dans tous les services. Il serait assez singulier que toutes les choses étant d'ailleurs égales, le *maximum* de la mortalité se rencontrât dans les services des praticiens les plus distingués de la capitale. Au reste, c'est là une question de statistique qu'il est facile de résoudre, en fréquentant les divers services où la pneumonie est traitée par la méthode *généralement usitée* avant celle que nous proposons.

« Croit-on qu'on obtiendrait des résultat plus avantageux en recourant à la méthode rasorienne? Les faits publiés par M. Laënnec dans la dernière édition de son ouvrage, semblaient favorables à cette opinion... Mais les documents suivants ne sont pas aussi favorables à la pratique de M. Laënnec...

« *Premier document*. M. Lagarde, attaché au service de M. Laënnec, a publié 16 cas de péripneumonie traitée par la méthode indiquée, parmi lesquels 5 se terminèrent par la mort, ce qui donne environ 1 mort sur 3 malades.

« *Second document*. Ce second document que je dois au zèle consciencieux de M. Lecouteulx, chargé de tenir les cahiers de visites de M. Laënnec, mérite de fixer l'attention... Sur 30 péripneumonies dont M. Lecouteulx a fait le relevé, il y en a eu 12 de mortelles, c'est-à-dire que la mortalité a été exactement des 2/5 des malades...

« *Résultats de la méthode nouvelle* (formule des émissions sanguines coup sur coup). Sur 152 individus atteints de pleuropneumonie qui ont été reçus dans les services dont j'ai été chargé depuis le mois de septembre 1831, jusqu'au 20 mars 1836, 18 seulement ont succombé.

La mortalité a donc été de 152/18 = 8 4/9, c'est-à-dire de 1 sur 8 à 9, au lieu de 1 sur 3 environ, comme dans les relevés indiqués plus haut.

« Cette différence est vraiment énorme, puisque sur 300,000 péripneumoniques, par exemple, on en sauverait 65,000 de plus que par la pratique ordinaire[1].

Pour être complet et ne rien laisser d'obscur sur cette question de la pneumonie soumise à l'expectation et aux divers traitements, j'emprunte les chiffres suivants à la *Gazette médicale de Paris* du 20 avril 1859. En livrant la pneumonie aux seules ressources de la nature et de l'hygiène, Dietl a vu la mortalité tomber à 7,4 pour 100 en 1849, à 9,2 pour 100 en 1852; en Hollande, le docteur Bordes, à 22 pour 100, et le docteur Schmidt à 23 pour 100.

Résumons tous ces éléments de comparaison en deux tableaux synoptiques :

[1] Bouillaud, *Essai de philosophie médicale*, p. 352-357. Paris, 1836.

I

RÉSULTATS DES TRAITEMENTS CLASSIQUES DANS LA PNEUMONIE.

	Mortalité sur 100.
Guéneau de Mussy.	42,2
Laënnec (émétique à haute dose). . . .	40
Reid et autres (saignées non formulées). .	37,3
Chomel (médication éclectique). . . .	33,3
Louis (saignées non formulées). . . .	29,9
Bertin	25
Dietl (émétique à haute dose).	20
Bouillaud (saignées formulées)	11,8
Soit une mortalité moyenne de.	29,9 0/0

II

RÉSULTATS DE L'EXPECTATION DANS LA PNEUMONIE.

	Mortalité sur 100.
Schmidt (Hollande).	23
Bordes (en 1855) (*id.*).	22
Dietl (en 1852) (Autriche)	9,2
Dietl (en 1849) (*id.*)	7,4
Bennett (en 1852-1859) (Écosse). . . .	3
Soit une mortalité moyenne de.	12,5 0/0

Ces tableaux parlent d'eux-mêmes; ces chiffres ont leur éloquence. Je laisse au lecteur le soin de tirer les conclusions. Je ne ferai qu'une seule observation. La formule des émissions sanguines coup sur coup est incontestablement supérieure à toutes les médications classiques. Ses résultats à Paris sont de beaucoup supérieurs à ceux de l'expectation en Hollande, inférieurs à ceux de l'expectation à Vienne et à Édimbourg, à peu près identiques à ceux de l'expectation en moyenne.

Espérons que le concours institué par l'Académie nous édifiera sur la valeur de l'expectation, comparée au traitement de M. Bouillaud dans la pneumonie, à Paris et dans toute la France.

Si M. Trousseau repoussait l'autorité des chiffres que nous venons de citer, s'il leur opposait les mêmes arguments qu'à la méthode numérique, qu'il appelle aujourd'hui le *fléau de l'intelligence*, nous lui rappellerions, avec Forget, qu'en 1835, avant d'être professeur, il s'exprimait ainsi sur cette méthode : « J'ai été un des plus violents, un des plus injustes détracteurs de la statistique. Je ne la comprenais pas. Aujourd'hui que je l'ai étudiée, je reconnais qu'elle seule fait faire à la science des progrès solides, qu'elle seule peut permettre d'utiliser, dans les siècles à venir, les travaux de ceux qui auront vécu auparavant... » Et en 1839, toujours, je crois, avant d'être professeur, il disait encore : « Certes, il serait à souhaiter que, sur toutes les questions de la pathologie, un homme comme M. Louis consentît à porter autant de lumières. Cela vaudrait mieux, *même pour la thérapeutique*, que de brillants échafaudages de doctrines. » En 1862, M. Trousseau, depuis longtemps professeur, reproche à la méthode de M. Louis « de ne vouloir pas mettre son esprit dans les choses, » et, malgré l'autorité de M. Bouillaud, il oppose à la pneumonie ses armes de prédilection, les antimoniaux à haute dose de Laënnec, les vomitifs de Chomel, les saignées modérées de M. Louis... » Dieu veuille qu'il ne revienne pas aux armes de Guéneau de Mussy, qui, sur cent mille pneumoniques, pour employer l'euphémisme de M. Bouillaud, en auraient *sauvé* trente mille de moins que l'arme inoffensive des Magendie, des Dietl, des Bordes, des Schmidt, des Bennett et des Barthez, la simple expectation !

Dans la fièvre typhoïde, la supériorité de l'expectation ressort de ce fait que tous les médecins déclarent l'expectation préférable à toutes les méthodes autres que la leur propre.

« La médecine expectante, dit M. Bouillaud, peut être préférable à telle méthode agissante et non à telle autre. Ainsi, par exemple, d'après les faits que j'ai observés, il vaudrait mieux s'en tenir à la diète et aux boissons émollientes, gommeuses, dans le traitement de la maladie dite *fièvre typhoïde*, que de combattre cette maladie par l'action des purgatifs répétés; mais il vaut beaucoup mieux, au contraire, la combattre par l'action des saignées générales et locales convenablement formulées, secondée par l'emploi des chlorures et des vésicatoires, que de se borner au rôle d'*expectateur*. » (*Essai sur la philosophie médicale*, p. 317.)

Les partisans des toniques, des évacuants, des spécifiques, opposent le même argument à la méthode de M. Bouillaud. M. Trousseau reconnaît que la *fièvre typhoïde* simple et régulière se termine d'elle-même généralement par la guérison. (*Clinique médicale*, tome I, p. 181.) Forget et presque tous les auteurs se rangent à cette opinion.

M. Gouzée, médecin principal à l'hôpital d'Anvers, établit que le rhumatisme articulaire aigu, laissé aux seules ressources de la nature et de l'hygiène, guérit plus promptement et plus franchement que sous l'influence d'une médication quelconque. M. le docteur Dewalsche a publié la démonstratiun expérimentale de M. Gouzée dans la *Gazette des hôpitaux* du 30 juillet 1853, et le professeur Malgaigne l'a reproduite dans la *Gazette médico-chirurgicale* du même mois.

Dans la longue et solennelle discussion sur le croup, à l'Académie de médecine, en 1858, M. Malgaigne opposait aux succès prétendus de la trachéotomie, si chaleureusement défendue par M. Trousseau, la mortalité effrayante chez les petits opérés de l'hôpital Sainte-Eugénie. Il citait même le cas d'un petit malade qui, à l'hôpital des enfants, aurait été trachéotomisé pour un croup qu'il n'avait pas et aurait succombé. Si bien que la trachéotomie aurait été funeste au moins à un enfant, qui aurait guéri sans elle, et inutile aux autres, qui ont guéri malgré elle. Dans un de ses discours, M. Trousseau expliquait les insuccès de la trachéotomie de la manière suivante : « Généralement, disait-il, on fait vomir les enfants, on leur applique des sangsues au cou, où la compression est impossible, et où l'on ne peut arrêter les hémorrhagies ; on leur fait pis : on leur pose des vésicatoires ; en d'autres termes, on les soumet à la plus périlleuse, à la plus absurde des médications... Les enfants nous arrivent donc dans des conditions déplorables, les intestins fatigués par les vomitifs, les sangsues, et couverts de fausses membranes partout où les vésicatoires ont été appliqués. L'ABSENCE DE TOUT TRAITEMENT *est infiniment préférable*, ainsi qu'il résulte de cette lettre que m'a écrite spontanément M. le docteur Lefebvre. (*Bulletin de l'Académie de médecine*, 31 décembre 1858.)

Nous venons de suivre les conseils que M. Trousseau donne à ses élèves à la page XXI de sa *Clinique*. Nous avons mis en présence la pratique de plusieurs médecins pour la pneumonie. Ce que nous avons fait pour une maladie, nous l'avons fait pour d'autres. Nous avons cherché, nous avons vu, nous avons comparé. Nous avons constaté que l'influence des médications les plus diverses a été nulle ou presque nulle ou même nuisible, dans ces maladies contre lesquelles la nature est plus puissante que les médecins. Il est devenu évident pour nous que les seules ressources de l'organisme et de l'hygiène suffisent à guérir les fièvres éruptives bénignes, la pneumonie franche chez les enfants et chez les adultes, la fièvre typhoïde simple et régulière, le rhumatisme articulaire aigu ; que, dans ces affections, l'intervention des divers traitements classiques ajourne et prolonge la convalescence, multiplie les complications, augmente même la mortalité dans une proportion lamentable ; que, dans le croup, l'expectation est préférable à toute médication, avant la trachéotomie, et que les guérisons ne sauraient être attribuées à cette opération. Dès lors, ou la thérapeutique de M. Trousseau se réduit à l'expectation dont il accuse les homœopathes, ou elle consiste à traiter avec ses antiphlogistiques à lui, antimoniaux, vomitifs, purgatifs, vésicatoires, digitale, etc., des maladies qui auraient parfaitement guéri d'elles-mêmes et sans cela. En langage vulgaire cela s'appelle enfoncer une porte ouverte.

Ces mêmes maladies offrent-elles quelque danger? Les traitements classiques n'ont presque pas d'efficacité; M. Trousseau ne les emploie pas moins, quoiqu'il y ait peu ou même pas de confiance. Or, ne connaissant pas la marche naturelle de ces maladies, comme il l'a avoué à plusieurs reprises, ne pouvant pas la connaître, puisque son intervention empêche de savoir ce qui adviendrait si le mal était abandonné à lui-même, et par conséquent de savoir si le traitement est *utile* ou *nuisible*, sur quoi se fonde-t-il pour attribuer à la nature les guérisons homœopathiques? Il y a plus, si les médicaments homœopathiques ne sont rien, les médecins homœopathes ne choisissant pas leurs malades, leurs succès démontrent que les complications dans les fièvres éruptives, dans la fièvre typhoïde, dans la pneumonie, dans le rhumatisme articulaire aigu, dans le croup, sont moins fréquentes et moins dangereuses, lorsque ces maladies sont livrées à elles-mêmes, que lorsqu'elles sont soumises aux médications traditionnelles.

L'argument est indigne de M. Trousseau; il se retourne contre lui; il aboutit à la négation de la thérapeutique.

Je cite quelques faits à l'appui.

Un médecin très-distingué des hôpitaux soignait un jeune enfant d'une broncho-pneumonie. Le mal ne faisait qu'empirer; le médecin déclare qu'il faut en venir au vésicatoire. A peine est-il sorti que l'enfant, comme on se mettait en devoir d'exécuter la prescription, fond en larmes, se débat, repousse l'emplâtre avec fureur et crie de toutes ses forces : « J'aime mieux mourir! qu'on me laisse mourir! Je veux la médecine de Cabarrus, moi! » Les parents cèdent, se rendent chez le célèbre homœopathe, leur ami depuis longtemps. Il fait une prescription de *bryone*, à la condition que le médecin sera averti. Le lendemain, ce dernier constate une amélioration surprenante. Le père, son ancien condisciple, lui apprend ce qui s'est passé. « Eh bien! réplique l'artiste (j'allais dire le savant), c'est la nature qui a agi! Cette amélioration est toute spontanée, et ta *bryone* n'y est pour rien.» —« Alors, dit le père, pourquoi prescrivais-tu un vésicatoire? pourquoi condamnais-tu à une douleur inutile mon pauvre enfant qui l'eût endurée, sans sa répulsion et ses protestations énergiques? » Pas de réponse, quoique, l'année précédente, pareille aventure fût déjà arrivée au même médecin. Il s'agissait également d'un enfant atteint de broncho-pneumonie, et d'un vésicoire à appliquer en désespoir de cause. Le père s'y était opposé, disant : « On attendra à demain, et si vous ne pouvez guérir sans vésicatoire, on appellera un homœopathe. » A la visite suivante, le docteur trouva le petit malade en bonne voie et le vésicatoire inutile.

Ces deux leçons ne sauraient être perdues pour un pathologiste aussi remarquable. Je ne désespère pas de lui voir présenter à l'Académie le meilleur mémoire sur l'expectation et la valeur comparée des divers traitements dans la pneumonie.

Je n'en finirais pas si je voulais citer tous les cas de

pneumonie et de pleurésie guéris, à ma connaissance, par des médicaments homœopathiques, et contre lesquels des professeurs de la Faculté, des académiciens, des médecins des hôpitaux, des praticiens expérimentés, avaient jugé nécessaires les saignées, les sangsues, les vésicatoires, les antimoniaux, les vomitifs, les purgatifs, etc.

Encore une fois, si les médicaments homœopathiques ne sont rien, la nature ayant ici tout fait, les prescriptions de ces honorables empiriques eussent été inopportunes, sinon funestes. S'il en est de même pour toute autre maladie; si leur thérapeutique n'est qu'une collection de pratiques barbares, de violences, de mutilations, inutiles toujours, le plus souvent périlleuses; si leur médecine n'est que la dernière des superstitions, obstinée jusqu'au fanatisme; qu'ils n'hésitent pas plus longtemps, et si tout autre effort est au-dessus de leur intelligence, qu'ils proclament l'expectation comme le plus saint des devoirs, et s'écrient avec Bordeu : « Il vaut mieux méditer sur la mort des malades attaqués d'une maladie mortelle, que rendre mortelle une maladie qui se serait guérie d'elle-même, si on n'avait eu la fureur de la harceler par des manœuvres inconsidérées, et par l'application hasardée de cent *remèdes essayés sur des indications imaginaires, et adoptés sur de vains et puérils témoignages!* » (Bordeu, *Recherches sur quelques points de l'hist. de la médecine*, Paris, 1764, p. 157.)

Cela fait, au nom de quel principe, au nom de quel intérêt repoussera-t-on la comparaison de l'homœopathie et de l'expectation dans chaque maladie? Si de cette comparaison il résulte que l'homœopathie ne réduit pas la mortalité, ne diminue pas les complications, ne simplifie pas la marche des phénomènes naturels, ne hâte pas la terminaison heureuse, n'abrége pas la convalescence, ne prévient pas le passage de l'état aigu à l'état chronique, si, en un mot, l'homœopathie n'est pas supérieure à l'expectation, il n'y a plus de thérapeutique. Il suffit d'apprendre l'hygiène dans les colléges et dans les écoles primaires. Il ne doit plus y avoir de médecins; leur profession doit être rayée du livre sacré du travail.

M. Trousseau regarde l'homœopathie comme une branche de l'empirisme. C'est le contraire qui est vrai. L'homœopathie est une négation, ou tout au moins une tentative d'élimination de l'empirisme. Sa tendance est éminemment scientifique. S'élevant plus haut que l'analogie et l'induction, elle affirme un rapport entre l'action physiologique ou pathogénétique du médicament et son action curative, un rapport de similitude. Si ce rapport n'est pas exact, l'homœopathie est une erreur, mais une erreur scientifique, non empirique. Si ce rapport n'est pas exact, que M. Trousseau le démontre, et pour cela qu'il brûle son *Traité de thérapeutique!* car ses *Études physiologiques* prouvent que le quinquina produit des symptômes de fièvre intermittente, de névralgie susorbitaire, des douleurs rhumatismales; l'ipécacuanha des symptômes d'asthme et de dyssenterie; le mercure des symptômes semblables à ceux de la syphilis, au point que, à la limite, on ne sait pas distinguer ce qui appartient au mercure de ce qui appartient à la syphilis (Trousseau et Pidoux, *Traité de thérap.*, 6e édit., t. Ier, p. 200); la belladone la toux spasmodique, une éruption scarlatineuse, de la dysphagie; et à côté de cela M. Trousseau indique l'emploi du quinquina dans la fièvre intermittente, la névralgie susorbitaire, le rhumatisme; de l'ipécacuanha dans la dyssenterie et dans l'asthme; du mercure dans la syphilis; de la belladone dans la coqueluche, dans la scarlatine, dans l'angine scarlatineuse. Je citerais tout le *Traité de thérapeutique*. Je renvoie le lecteur à chaque article. Il ne trouvera dans aucun cette relation singulière mise en relief.

Toute la question revient à ceci : si Hahnemann s'est trompé, le rapport est autre : de contradiction, d'équivalence, de différence; mais il existe, ou bien votre thérapeutique n'est que le spécificisme, c'est-à-dire l'empirisme, incapable de rien prévoir, et nous condamnant à perpétuité au supplice de Sysiphe. Vous en êtes encore à l'empirisme d'Acron, d'Hérophyle, de Fallope, dont Bordeu parle en ces termes :

« Ils prétendaient qu'il suffit que l'expérience ait montré les remèdes propres aux maladies; ils disaient que le *hasard fit trouver les remèdes;* que les divers essais faits à dessein ou autrement en établirent l'usage, conservé par l'histoire, et qu'enfin la comparaison, l'*analogie*, les rapports qu'on trouve dans une maladie inconnue avec celles qu'on connaît, servaient de guide aux médecins dans les cas extraordinaires. » (Bordeu, *loc. cit.*, p. 44.)

N'est-ce pas là le bon empirisme de la première conférence, et l'empirisme des nonnes, des châtelaines, des amateurs, est-il autre chose?

Point d'indication tirée du rapport entre l'action physiologique et l'action médicamenteuse, point de prévision possible! Vous êtes désarmé devant le choléra, devant la fièvre puerpérale, la fièvre jaune, la peste, devant les grandes épidémies!

« L'expérimentation n'est permise, dit M. Trousseau, que si déjà le *hasard* dont j'ai parlé nous a mis sur la voie de cette expérimentation, et lorsque nous avons la certitude que le médicament ne peut produire aucun péril. L'expérimentation nous est permise encore dans des dangers solennels, et lorsque dans quelques instants la vie va s'éteindre. » (*Conf.*, p. 9.)

Le hasard pour guide, la mort pour suprême indication! En face du danger, au lieu du sang-froid et de la fermeté du savant, le courage de la peur!

L'homœopathie procède autrement. Par l'étude des médicaments sur l'homme et sur les animaux en santé, elle obtient des effets physiologiques positifs, et l'indication, tirée de la similitude entre ces effets et les symptômes que ces médicaments guérissent, lui permet de prévoir. C'est ainsi qu'elle a opposé au choléra, selon ses formes, ses périodes, sa simplicité ou sa gravité, le *veratrum*, le *camphre*, le *cuivre*, l'*arsenic*, le *phosphore*, etc., etc. De même elle emploie la *drosera* dans la phthisie tuberculeuse, la *bryone* dans la diphthérite, se fondant sur les expériences non moins délicates que laborieuses d'un savant modeste, le docteur Curie fils, qui a produit, chez des chats, des symptômes de tuberculisation pulmonaire avec la *drosera;* chez des lapins, avec la *bryone*, la fausse membrane du croup, s'étendant comme un tube intérieur des attaches de la langue aux premières ramifications bronchiques. Enfin, si la fièvre jaune venait nous visiter, elle emploierait avec confiance l'*aconit*, le *mercure*, l'*arsenic*, dont les pathogénésies ont les rapports les plus intimes avec les diverses phases, les divers degrés de la maladie.

Telles sont les prétentions de Hahnemann et de ses disciples. Légitimes ou non, elles n'ont aucun caractère empirique.

M. Trousseau ne saurait nier l'action pathogénétique des médicaments sans se renier lui-même, sans déchirer la partie la plus importante de son *Traité de thérapeutique*. Ce qu'il nie, c'est l'action des doses infinitésimales et sur l'homme sain et sur l'homme malade. Les premières expérimentations ont bien été faites, comme il le dit, sur eux-mêmes, par Hahnemann et ses adeptes, tous hommes bien portants, mais avec des doses parfaitement appréciables, comme le constate la première étude de Hahnemann (*Fragmenta de viribus medicamentorum positivis*), et non pas avec des doses infinitésimales, comme le laisse supposer l'argumentation embrouillée de M. Trousseau. Quoi qu'en dise et puisse dire ce dernier, de ce que les doses infinitésimales n'agiraient pas sur l'homme sain, de ce que Hahnemann et ses disciples se seraient trompés sur ce point, il ne s'ensuivrait pas forcément qu'elles fussent sans action sur l'homme malade.

Une fois la vieille thérapeutique niée par Hahnemann, du même droit que l'Académie de médecine la met en doute aujourd'hui, logiquement, nécessairement, soit au point de vue empirique, soit au point de vue dogmatique, soit au point de vue scientifique où il s'est placé, Hahnemann devait partir des doses infinitésimales. Que demain M. Trousseau croie, aussi bien qu'il est déjà incliné à croire, non-seulement à l'impuissance, mais encore à l'influence funeste des médicaments dans toutes les maladies, comme dans la pneumonie, il ne procédera pas autrement; il ne s'arrêtera pas à l'expectation; il essayera les médicaments à des doses telles que leur action seconde, sans la troubler, l'évolution des phénomènes naturels. Or rien n'indique à priori, pour chaque médicament, le *maximum* et le *minimum* posologiques entre lesquels cette action peut se développer. Il est donc nécessaire de commencer l'expérimentation par des quantités si petites qu'elles ne puissent déterminer aucune perturbation, sauf à arriver graduellement au maximum que l'on ne peut dépasser sans inconvénient. Que Hahnemann ait atténué au delà de toute expression ce maximum et ce minimum, c'est affaire à ses disciples, non à M. Trousseau, de le démontrer.

Ce problème des limites de l'action curative du médicament est une question expérimentale. Pour être tranchée, soit conformément, soit contrairement aux vues de Hahnemann, elle exige qu'on se renferme exactement dans les conditions où il s'est placé lui-même; que l'on parte comme lui de l'expérimentation pure, des effets pathogénétiques, comme indication selon la loi de similitude; que l'on n'administre pas enfin l'aconit, le mercure, le veratrum, là où il aurait administré la noix vomique, la bryone ou l'arsenic.

J'ai vainement cherché dans Hahnemann le conseil de secouer les dilutions de l'est à l'ouest. Je suppose qu'il l'ait réellement donné : un artiste peut le trouver étrange, ridicule, risible, mais non un naturaliste, un chimiste, un physicien, un pathologiste, un physiologiste, familiarisés avec les influences, si extraordinaires pour celui qui les ignore, de la lumière, des phénomènes électro-chimiques, des courants thermo-électriques et magnétiques, des constitutions atmosphériques, des variations météorologiques. Un disciple sérieux de Hahnemann ne s'en rapportera pas toutefois à la parole du maître; il ne se laissera séduire ni par son autorité, ni par l'induction, ni par l'analogie; il soumettra le fait à l'épreuve décisive de l'expérience, sans autre souci que celui de la vérité. Il en agira de même à l'égard des fameuses dilutions de Korsakoff; et tout ce grand travail de vérification, de rectification, de démonstration, se sera accompli dans l'école homœopathique sans que M. Trousseau en ait été averti.

Admettons que les doses infinitésimales n'aient aucun effet d'aucune sorte; que Hahnemann bien avant la 30e et Korsakoff bien avant la 1500e dilution, aient touché à l'impossible, à l'absurde : la loi de similitude et les limites de l'action médicamenteuse ne sont point atteintes; l'homœopathie reste tout entière. Que dirait M. Trousseau si on infirmait les grandes découvertes de Galien, de Descartes, de Newton, de Buffon, en arguant des erreurs dans lesquelles ces grands hommes sont tombés de toute la hauteur de leur génie, entraînant à leur suite non-seulement leurs contemporains, mais encore et trop souvent plusieurs générations? « Il faut toujours, a dit Bordeu, quelque effort considérable pour frayer les premières routes et pour ouvrir la carrière des vérités les plus utiles; il est peut-être nécessaire de donner dans des excès pour attraper le point juste du vrai. »

Je ne prends ici la défense de l'homœopathie ni au point de vue doctrinal, ni au point de vue pratique. Je discute les assertions de M. Trousseau. Je conteste la légitimité de sa critique, son opportunité, sa convenance, sa valeur, sous le triple rapport de l'intérêt général, de la dignité professionnelle, de la sévérité scientifique. Il y avait mieux à espérer et à attendre du professeur libéral qui, en 1858, signait, en l'acceptant comme introduction au *Traité de thérapeutique* de MM. Trousseau et Pidoux, la remarquable étude de ce dernier sur la *Réforme médicale moderne*. Là, l'homœopathie est combattue et jugée d'une tout autre façon; les exagérations de la caricature, les plaisanteries banales, les comparaisons burlesques, sont bannies de ce grand débat, où il s'agit de ce que l'homme a de plus précieux, sa santé et sa vie.

« On a vu, disent MM. Trousseau et Pidoux, que nous n'étions pas de ceux qui croient être quittes envers Hahnemann, quand ils ont pu invoquer Arago pour prouver qu'une décillionième de grain est un à grain ce qu'un atome presque invisible à l'œil nu est à la masse du soleil. Certainement, ce qu'il faut d'un miasme pestilentiel, varioleux, etc., pour faire mourir un homme de la peste ou de la variole est infiment ténu, et nous ignorons si Arago a jamais cherché à en connaître le poids ou le volume par rapport à un corps connu. » (*Traité de thérap.*, par MM. Trousseau et Pidoux, p. LXIII, 1858.)

Ce n'est pas ici le lieu de discuter les arguments que MM. Trousseau et Pidoux opposent au principe de l'homœopathie, l'expérimentation pure; à la loi de similitude, d'où se déduit la formule des indications; enfin, à l'action des doses infinitésimales affirmée par Hahnemann et par quelques-uns de ses disciples, mise en doute par d'autres, niée par un petit nombre. Ce que je veux seulement constater, c'est la différence qui sépare les procédés de M. Trousseau s'adressant à des ouvriers, de ceux de M. Trousseau associé à M. Pidoux et s'adressant à des médecins.

Dans leur introduction les deux auteurs du *Traité de thérapeutique*, tout en niant la révolution homœopathique, regardent cette tentative de réforme comme digne d'un sérieux examen; ils réfutent les principes, la théorie, le système de Hahnemann, avec autant et plus d'ardeur que l'humorisme de Galien, le nosologisme de Pinel, les dichotomies de Brown et de Broussais, le vitalisme de Haller, de Bichat et de Barthez; il y a plus, ils reconnaissent sans hésiter la part assez large de Hahnemann dans la réforme médicale au dix-neuvième siècle, telle qu'ils la comprennent.

Je ne puis mieux faire que de citer, en accompagnant quelques passages de courtes réflexions :

« Il y a dans l'homœopathie trois choses sérieuses à examiner : 1° une idée nouvelle du médicament; 2° une méthode nouvelle de constituer la matière médicale; 3° une thérapeutique générale déduite de certains rapports affirmés entre la nature de la maladie et celle du médicament. » (*Loc. cit.*, page LIV.)

La thérapeutique générale de Hahnemann se réduit à la loi des indications, la loi de similitude. Le rapport que cette loi exprime, est indépendant de la nature de la maladie, sur laquelle Hahnemann s'est bien gardé d'émettre aucune hypothèse; il est indépendant de la nature du médicament, celle-ci ne correspondant pas nécessairement à ses effets physiologiques ou curatifs; ce rapport enfin est expérimentalement déduit de la comparaison des effets pathogénétiques du médicament avec ses propriétés médicatrices.

Plus loin, MM. Trousseau et Pidoux s'expriment ainsi :

« Mais, comme il n'y a si grande erreur qui n'ait quelques conséquences heureuses, l'homœopathie a été de quelque utilité à la pharmacologie. Sous son influence, des sociétés allemandes se sont formées pour la révision de la matière médicale. Tous les médicaments ont été essayés sur l'homme sain par des médecins, qui, se choisissant eux-mêmes pour sujets de leurs expériences, n'ont pas toujours su, il est vrai, éviter les illusions systématiques, mais qui, doués de beaucoup de patience et d'attention, et n'opérant jamais qu'avec des substances simples, ont constitué leur *matière médicale pure*, d'où sont sorties beaucoup de notions très-précieuses sur les propriétés spéciales des médicaments et sur une foule de particularités de leur action que nous ignorons trop en France. Cette ignorance fait que nous ne connaissons des agents thérapeutiques que leurs propriétés générales les plus grossières, et que, en face des maladies qui présentent des nuances si variées d'indications, nous manquons très-souvent de modificateurs appropriés à ces nuances. » (*Loc. cit.*, page LXV.)

Les sociétés auxquelles les auteurs font allusion sont des sociétés homœopathiques.

« Tout a sa raison, même les plus incroyables rêveries. De celles-ci (les rêveries homœopathiques) se dégage une vérité thérapeutique déjà connue des galénistes, rajeunie par Paracelse, exaltée par Van Helmont ; c'est que, pour être spécifique ou direct, un médicament doit agir immédiatement là où agit la maladie. Mais, de quelque manière qu'il le fasse, soit qu'il y détermine des *symptômes d'apparence semblable*, soit qu'il y détermine des symptômes d'apparence dissemblable, dans l'un et l'autre cas il agit selon le principe *contraria contrariis*, c'est-à-dire que ses effets étant incompatibles avec ceux de la maladie, ils s'excluent et se neutralisent, de même qu'on voit deux affections, deux diathèses, s'exclure généralement, et être, comme on dit, antagonistes. » (P. LXVI.)

Les auteurs confondent ici les effets consécutifs avec les effets primitifs des médicaments, leurs effets curatifs avec leurs effets pathogénétiques, indépendamment des doses différentes nécessaires pour produire les uns et les autres. Toujours, comme au temps d'Hippocrate, les maladies guérissent tantôt par les semblables, tantôt par les contraires. Mais quand, s'il vous plaît, par les semblables et quand par les contraires? Si vous le savez, il y a donc une loi pour les premiers, une loi pour les seconds. Promulguez vos deux formules. Si vous ne pouvez les exprimer, vous ne sortez pas du tâtonnement, de l'empirisme. Le contraire de la maladie c'est la santé. Le moyen, pour revenir de la maladie à la santé, ne peut être la santé, sans quoi il n'y aurait pas maladie. Les effets semblables à ceux d'une maladie ne peuvent être que des phénomènes pathologiques; s'ils sont produits par un médicament, on les appelle pathogénétiques; s'ils sont différents de la maladie, ils ne peuvent être son contraire, c'est-à-dire la santé. Quant à l'antagonisme des diathèses, mis en évidence par Hahnemann, il n'existe que pour les diathèses similaires.

« En proclamant que les médicaments n'agissent pas

en vertu de leurs propriétés physiques et chimiques, Hahnemann a attiré l'attention sur leurs propriétés spéciales, et a pu, malgré ses exagérations, ramener les esprits vers cette idée émise par Cullen, que les médicaments agissent par impression. » (*Loc. cit.*, p. LXV.)

« Oui, certes, le médicament agit *par impression*, et le tort des Italiens est de n'avoir pas vu qu'il en est ainsi d'un bout à l'autre de son action, et qu'en tant que médicament il n'agit et ne peut agir qu'ainsi. » (*Loc. cit.*, p. XCI.)

Quelle est la dose nécessaire pour produire une impression? Que les nouveaux Spallanzani se mettent à l'œuvre et répondent, car MM. Trousseau et Pidoux nous démontreront tout à l'heure qu'il n'a pas encore été répondu à cette simple question expérimentale.

« Il est peut-être réservé à Hahnemann de provoquer indirectement, dans la matière médicale et la thérapeutique, une réforme qu'il ne cherchait pas. Elle ne peut s'opérer qu'à la faveur d'une observation plus exacte de la marche naturelle des maladies. La précision de notre séméiotique nous met entre les mains ce qui manquait à Stahl pour réaliser définitivement cette grave expérience, bien grave en effet, et digne d'un siècle rénovateur. Elle est à la thérapeutique comme le doute méthodique à la philosophie, non pas le but, mais un moyen de régénération. La méthode de Hahnemann est propre à cet objet par la douceur de ses moyens, qui troublent peu la nature. Le fait s'accomplit déjà en Allemagne. Il est telle grande ville de ce pays où l'homœopathie ayant régné presque exclusivement pendant plusieurs années, *et étant aujourd'hui complétement abandonnée*, la médecine pratique a pris une autre face. Les officines ne sont plus guère que des musées de matière médicale, et le pharmacien a le temps de méditer sur la grandeur et la décadence d'un art cher à l'humanité souffrante. Dans les hôpitaux de Vienne, les maladies aiguës, laissées à elles-mêmes, sont bien plus protégées dans leur marche que traitées positivement. Il est probable que l'homœopathie nous mettra bientôt nous-mêmes sur la voie de ces salutaires audaces, et il faut l'en bénir d'avance pour les heureux effets qu'elles ne peuvent manquer d'avoir. Est-il un second moyen de sortir du *chaos thérapeutique* où nous sommes plongés? » (*Loc. cit.*, p. LXXXI.)

La religion de MM. Trousseau et Pidoux a été trompée. Il n'y a pas une seule grande ville d'Allemagne, pas même une bourgade, où l'homœopathie, ayant été une fois pratiquée, ait été abandonnée. A Vienne et aux environs, on compte trois hôpitaux homœopathiques, de Léopolstadt, de Gumpendorf et de Sechsaus. Le docteur Würmb, médecin en chef du premier, est professeur à l'Université, ainsi que le docteur Veith. L'hôpital général de Vienne compte un médecin homœopathe, le docteur Arnith. A Leipzig, les docteurs V. Meyer et C. Müller sont médecins de la clinique homœopathique. Il y a une chaire d'homœopathie à Prague, où professe le docteur Altschul. Les universités d'Iéna, de Munich, de Gratz, un grand nombre d'académies, s'honorent de compter parmi leurs membres les plus éclairés un grand nombre de médecins homœopathes. A Berlin, à Dresde, à Brunswick, à Cassel, à Weimar, à Bade, à Gotha, à Heidelberg, dans plus de trois cent quarante villes d'Allemagne, il y a des hôpitaux homœpathiques et des médecins homœopathes, en raison composée et de la population et de l'instruction générale.

Cette extension de l'homœopathie ne présente à l'esprit de MM. Trousseau et Pidoux qu'une conclusion : l'expectation universelle. Mais ils ont peine à s'y résoudre.

« Pour se permettre de tenter ainsi la nature, disent-ils, il faut une grande idée à vérifier, une idée de médecin et non de naturaliste, une ardente foi au progrès de la médecine moderne, à sa mission restauratrice de la santé dans l'individu et dans l'espèce. Éclectiques, numéristes, sceptiques, *et c'est tout un*, ne pourraient entrer dans cette voie que mus par une curiosité de purs expérimentateurs, aussi peu honorable pour la science que dangereuse pour l'humanité.

« Observer la nature et la maladie pour démêler les conditions inverses de leurs mouvements, ce n'est ni de l'indifférence, ni du scepticisme médical, ni un système absolu de non-intervention : c'est une *observation armée*, commençant par reconnaître les lois propres et les droits de la puissance en faveur de qui elle intervient. » (*Loc. cit.*, p. LXXXI-LXXXII.)

La paix armée, c'est la guerre ; l'observation armée, c'est l'empirisme à perpétuité. C'est le cercle vicieux de M. Trousseau, que nous avons si longuement discuté plus haut. L'intervention partout, toujours et quand même, tel est le système de non-intervention dès l'instant qu'il n'est pas absolu.

Je continue ces citations, trop intéressantes pour fatiguer le lecteur, et j'extrais de l'introduction au *Traité de thérapeutique* les passages suivants :

« L'importance que peuvent donner chez nous à la doctrine homœopathique *plusieurs ouvrages estimables* qui ont paru depuis notre dernière édition, nous fait un devoir de considérer maintenant cette doctrine sous un nouvel aspect. Elle ne se comprend guère que comme la tentative avortée d'une révolution médicale, et beaucoup mieux, par conséquent, dans ses causes que dans son exécution. L'inventeur de l'homœopathie est un réformateur manqué. Envisagé de cette manière, l'*Organon*, inextricable tissu de contradictions, prend un sens, sinon en lui-même, au moins dans le sentiment qui obsédait Hahnemann, dans les abus qui l'ont inspiré, dans le but général qu'il se proposait. C'est donc, avant tout, une œuvre de critique. A ce titre elle a incontestablement sa place dans l'histoire des doctrines. » (P. LVIII.)

« L'homœopathie renferme un symptôme et une aspiration ; symptôme d'un besoin de réforme dans la matière médicale, aspiration vers un idéal mal compris et cherché dans une direction d'idées contraires au but. On sait que la pratique devance ordinairement la théorie. L'homœopathie ne serait-elle que le rêve et la préfiguration d'une matière médicale purgée de ses grossièretés théoriques et de ses dangers pratiques? C'est notre ferme espoir. (P. LXXX.)

« Hahnemann n'en a pas moins agité les questions fondamentales de notre science. Eh bien! à une époque où le vieux vitalisme meurt d'impuissance, où ce faux spiritualisme qu'on nomme psychologie a justement discrédité les études philosophiques et livré la médecine au baconisme le plus abrutissant, combien d'esprits avides de principes et impatients de réformes, mais trop faibles pour ouvrir des voies nouvelles, ne doivent-ils pas se précipiter dans les premières qui se présentent, quand, à l'entrée, ils trouvent la critique de tout ce qu'ils détestent avec raison, et les apparences de ce qu'ils cherchent? *D'ailleurs, qui donc chez nous a réfuté par principe les erreurs de la doctrine homœopathique? Personne.* On ne s'est attaqué qu'aux faits qu'elle avance. Et comment? Toujours par le raisonnement. Le bon sens n'indiquait-il pas, au contraire, de réserver ce moyen pour le système, d'opposer doctrine à doctrine, et de juger les faits par des faits? (P. LXXIII.)

« Nous nous sommes fait un devoir de ne discuter ici que la doctrine homœopathique. Quant aux observations physiologiques et cliniques sur lesquelles cette doctrine prétend reposer, elles ne doivent et ne peuvent être confirmées ou infirmées que par des faits favorables ou contradictoires. C'est une appréciation certainement plus difficile que celle à laquelle nous venons de nous livrer. Ceux de nos honorables collègues qui se sont voués depuis quelque temps à ce beau travail, et qui ont cru pouvoir donner des solutions affirmatives ou négatives, ne nous paraissent pas suffisamment pénétrés de cette difficulté. *Nous pensons qu'ils n'ont pas encore rempli toutes les conditions nécessaires pour former leur jugement.*

« *Des erreurs de l'homœopathie nous avons tiré des enseignements qui sont à nos yeux les fondements de la thérapeutique générale.* Notre critique s'élevant au-dessus des personnes et trouvant les principes, ne se borne pas à nier, elle affirme. *Oportet hæreses esse. La critique vulgaire des esprits forts, de faciles lieux communs sur les doses infinitésimales, eussent été peu dignes du ton général de cette introduction.* » (P. LXXXII.)

Ainsi, voilà une réforme qui, d'après MM. Trousseau et Pidoux, correspond à un besoin, à une aspiration, à une nécessité; qui, malgré ses exagérations, a produit les plus grands résultats; régénéré la pharmacologie; constitué la matière médicale pure; fourni des notions précieuses sur les propriétés spéciales des médicaments et sur une foule de particularités de leur action ignorées jusque-là; dégagé un principe enfoui depuis Galien jusqu'à Van Helmont dans les bas-fonds de l'empirisme, l'action spécifique et élective du médicament; démontré expérimentalement l'action du médicament par impression, entrevue par Cullen, méconnue par les Italiens; ramené les médecins à l'étude de la marche naturelle des maladies, négligée, abandonnée depuis Hippocrate; jeté les bases de la thérapeutique générale; accumulé des observations physiologiques et cliniques que nul n'a infirmées et auxquelles on n'a opposé que des arguments et des faits sans valeur suffisante! Voilà une réforme plus profonde, plus radicale, plus logique, plus féconde que les tentatives impuissantes de Brown, de Rasori, de Bichat, de Barthez, de Pinel et de Broussais! Et quand il s'agit de l'apprécier devant les ouvriers de l'Association polytechnique, M. Trousseau trouve convenable, en 1862, d'opposer à Hahnemann, l'illustre et pacifique révolutionnaire, à sa doctrine, à ses disciples, la critique vulgaire des esprits forts, les lieux communs faciles sur les doses infinitésimales, qu'il trouvait, en 1858, indignes de sa gravité d'écrivain et de professeur!

XV

LE DOGMATISME.

Ils hésitent, peu sûrs d'eux-même, et, dans le doute,
Au nécroman du coin vont demander leur route.

VICTOR HUGO.

De toutes les écoles médicales contemporaines, que l'honorable M. Trousseau combat avec tant de verve dans ses écrits et dans ses cours, l'homœopathie est la seule qu'il ait attaquée dans ses conférences. Gui Patin, lui aussi, soutenait les idées anciennes, repoussait toute innovation comme dangereuse, poursuivait de ses traits les plus acérés les partisans de la circulation, de l'antimoine et du quinquina, et allait même jusqu'à nier la droiture de leur caractère et leur désintéressement. Une cause comme celle de Gui Patin est singulièrement compromise lorsque ses défenseurs en arrivent, pour dernier argument, aux insinuations, aux accusations d'improbité, de mauvaise foi et d'indignité contre leurs adversaires.

M. Maurice Raynaud, dans son étude sur *Les médecins au temps de Molière*, ne dissimule ni les injustices ni les violences d'un tel zèle. Il cherche à les atténuer et à les excuser. « Quant à Gui Patin, dit-il, il suffit de le lire pour se convaincre que jamais homme ne poussa plus loin le respect de sa profession; il en est fier; il la célèbre à chaque pas, comme le premier et le plus utile des *arts*. Et l'on veut faire de lui l'accusateur public des médecins de son temps! Il est vrai que ses *Lettres* sont pleines de traits mordants contre ceux qui compromettent, *à ses yeux*, ce beau titre dont ils se rendent indignes; mais l'énergie même de ses sarcasmes prouve la pureté du sentiment qui les inspire. D'ailleurs, ne l'oublions pas : *c'est à huis clos en quelque sorte*, c'est dans l'intimité des épanchements avec un confrère, qu'il gémit des misères du *métier*, et ce qui ajoute un charme de plus à ses aveux et à ses emportements, c'est qu'ils n'ont jamais été destinés à voir le jour. S'il eût soupçonné le parti qu'on a essayé d'en tirer depuis, j'estime qu'il eût préféré se taire, et qu'il ne se fût jamais pardonné d'avoir pu contribuer en quoi que ce soit *au discrédit de sa compagnie et de son art.* » (*Les médecins au temps de Molière*, p. 414.)

Devant « la partie la plus intelligente des classes ouvrières et quelques gens du monde égarés à ses conférences » par le désir de s'instruire, M. Trousseau a fait jouer à l'homœopathie le rôle de l'âne dans *les Animaux malades de la peste*. Avec la grandeur d'âme du lion, il reconnaît que le bon empirique et le bon dogmatiste ignorent la marche naturelle des maladies, troublent trop souvent, par leur intervention malavisée, la marche normale des phénomènes, sacrifient au besoin le malade aux principes :

> *Il leur est arrivé* quelquefois de manger
> Le berger.

Est-ce un péché? Non, non. Et pourvu « qu'à la fin de leur vie médicale ils reviennent à la médecine d'expérience, à la véritable médecine empirique, expérimentale, » tous les dogmatistes, tous les systématistes,

> Au dire de chacun seront de petits saints.

La confession est sommaire, la pénitence légère. Comment à tant de candeur ne pas rendre toute estime, accorder toute confiance? Mais l'homœopathe, avec ses globules microscopiques, avec ses atténuations inoffensives,

> Manger l'herbe d'autrui! quel crime abominable!
> Rien que la mort de ce coupable
> N'expiera le forfait.....

Plutôt que de faire « pénétrer dans l'esprit de ses auditeurs des notions utiles » sur le dogmatisme, M. Trousseau a préféré leur dépeindre le dogmatiste comme l'homme ferme d'Horace :

> Justum ac tenacem propositi virum ;
> . . . .
> . . . .
> Si fractus illabatur orbis,
> Impavidum ferient ruinæ.

Voilà la poésie, voici la réalité :

On lit dans l'introduction au *Traité de thérapeutique* de MM. Trousseau et Pidoux :

« On ne fera jamais sortir du solidisme et de l'humorisme que l'exclusion absolue du vitalisme, et réciproquement ; parce que le solidisme et l'humorisme ne peuvent s'appuyer et ne se sont jamais appuyés que sur les bases mêmes de la physique et de la chimie, différentes de celles de la physiologie. Eh bien ! c'est de cette chimère que nous vivons, ou plutôt c'est elle qui étouffe la médecine et la livre sans principes aux sciences auxiliaires. On l'a bien vu après Broussais, et de son vivant déjà, lorsque ceux qu'il avait enlevés à la routine où ils auraient éternellement tourné sans lui, se sont mis à démolir son système détail par détail, continuant à subir ses principes par eux cousus à ceux des vieux systèmes qu'il avait chassés. Alors Pinel s'est trouvé uni à Broussais, et tous deux aux humoristes et aux boerhaaviens. Voilà l'*idéal de la doctrine ;* tel est l'*état actuel de la science*. Qu'en est-il résulté pour la matière médicale et la thérapeutique ? Qu'on est *retourné à son vomissement*, et qu'au lieu d'adopter une science des médications et des méthodes curatives, exclusivement inspirée par l'humorisme ou la chimiâtrie, par le solidisme ou l'iatro-mécanique, par le naturisme et par la doctrine de l'irritation broussaisienne, on a amalgamé tous les systèmes de thérapeutique et toutes les médications qui en découlent avec l'esprit et les principes de chacune d'elles, exclusifs, comme on le sait, des principes de toutes les autres. L'éclectisme a triomphé... mais à ses côtés le scepticisme. En veut-on la preuve ? Toutes ces méthodes curatives se heurtant, s'excluant, l'éclectisme proscrivant toute unité, et l'esprit, qui est un, ne pouvant s'en passer, force a bien été de trouver un principe de certitude pour juger la valeur clinique des diverses médications. Qu'a-t-on inventé? Le numérisme, autre système qui, rejetant toute doctrine fondée sur la connaissance des choses, n'a rien lui-même pour juger la valeur de ses chiffres, et n'est que le dernier déguisement de l'empirisme et du scepticisme. » (P. XCIV.)

M. Trousseau s'est bien gardé de dérouler devant son auditoire un tel tableau de la médecine de nos jours et de son personnel. Sa réserve n'a pour excuse que sa modestie. Il n'aurait pu conseiller aux braves gens qui l'écoutaient, de choisir dans cette tourbe d'éclectiques, de numéristes, de sceptiques en un mot, un médecin qui sût *son métier* et à qui il fût donné sinon de guérir, du moins de consoler. Il eût été contraint de leur recommander les seuls bons empiriques, les seuls bons dogmatistes, les *spécificistes*, ses élèves à lui, le révélateur de Bretonneau, de Bretonneau qui a « fondé en thérapeutique la doctrine des médications *spécifiques*, comme il a constitué en physiologie celle des maladies spécifiques. » (*Discours aux funérailles de Bretonneau.*)

Or, voici ce que pensent les auteurs du *Traité de thérapeutique*, du spécificisme, des spécifiques et des spécificistes :

« Hahnemann, disent MM. Trousseau et Pidoux, n'est qu'un prophète du passé, lui et tous les autres *essentialistes* et tous les *spécificistes*. Ce qui caractérise ce qu'on pourrait appeler la médecine du moyen âge, qu'il ne faut pas confondre avec l'ancienne médecine, c'est, en effet, ce que nous venons de dire. Ce qui caractérisera la médecine dans l'avenir sera précisément le contraire; la restauration de plus en plus grande de la nature, la *désessentialisation* progressive des maladies, aussi bien dans la clinique que dans les doctrines, et, comme conséquence, la ruine de nos systèmes de nosologie ; enfin, le *discrédit croissant des médications spécifiques*. La médecine actuelle, phase de transition, de recherches de détail, d'éclectisme et de scepticisme, est un *chaos* où se heurtent confusément ces deux tendances.

« Triste et ingrat labeur que de chercher des spécifiques, et indigne d'un grand esprit ! (P. LXXIX.)

« Quant à nos spécifiques ordinaires, *si l'art en possède*, qu'il continue à s'en servir jusqu'à ce que les progrès de la médecine, suivant ceux de la civilisation moderne, rendent insensiblement ces moyens moins utiles *en nous délivrant peu à peu des maladies spécifiques*. » (P. LXXXI.)

Ni vitalistes, ni organicistes, ni solidistes, ni humoristes, ni animistes, ni éclectiques, tous sceptiques ! — Erreur ; MM. Trousseau et Pidoux ne sont rien de tout cela. D'un mot ils vont du chaos faire sortir l'ordre et la vie, des ténèbres faire jaillir la lumière :

« L'idée de *spécificité*, disent-ils, domine la matière médicale, comme elle domine la nosologie. Sans cette idée, les médicaments seraient confondus avec les agents de l'hygiène, et le sens commun ne le permettra jamais. » (P. XX.)

La spécificité était enterrée : elle revit, voici le prodige : elle ressuscite, voilà le miracle ! Le procédé est simple : il faut du spécificisme, pas trop n'en faut.

« Où donc est la mesure? où la vérité? s'écrient

MM. Trousseau et Pidoux. Dans l'idée de subordonner à la médication du symptôme celle de l'unité morbide, lorsque celle-ci n'est pas assez bien déterminée et assez *spécifique* pour dominer toutes les autres médications; et de subordonner, au contraire, la médication des symptômes à celle de la nature de la maladie, lorsque celle-ci a une telle unité et une telle spécificité, que toutes ses parties, que tous ses symptômes n'en peuvent pas être détachés, et que chacun d'eux la représente et la manifeste aussi bien que l'ensemble. » (P. xxx.)

Les pauvres patients en quête d'un médecin qui sache son métier peuvent être rassurés : que les médications spécifiques tombent dans un discrédit croissant; que le progrès nous débarrasse des maladies spécifiques; que les spécifiques ordinaires, dont l'existence est douteuse, soient éliminés ou déclarés inutiles, il restera toujours la médecine du symptôme.

« Dans ce cas, selon MM. Trousseau et Pidoux, on se bornera à éloigner les causes excitantes; et si, le branle une fois donné aux propriétés morbides de l'économie et aux prédispositions pathologiques de chacun, la soustraction des influences étiologiques ne suffit pas pour apaiser le mal et les souffrances diverses, on attaquera les symptômes en particulier, on *calmera*, on *excitera*, on *révulsera*, on *évacuera*, etc. Alors, chaque élément de cet ensemble, n'étant pas lié à celui-ci par une unité bien forte et ne représentant rien de *spécifique*, pourra en être détaché, et la maladie dissoute et démolie en quelque pièce à pièce. » (P. xxx.)

Et si c'est le malade, au lieu de la maladie, qui soit démoli pièce à pièce ou réduit peu à peu en dissolution, le médecin, ne pouvant le consoler, prouvera aux parents « qu'il vaut mieux mourir selon les règles que de réchapper contre les règles. »

Parlons sérieusement. Tout dogmatisme est une hypothèse, ou une combinaison d'hypothèses, soit sur la nature de la maladie, soit sur ses causes, soit sur les propriétés générales ou spéciales du médicament. Il prend son point de départ, ou dans une notion impossible, ou dans des notions incomplètes en pathologie, en étiologie, en anatomie pathologique, en physiologie, en physique, en chimie, partout ailleurs que dans la matière médicale et la thérapeutique. Qu'importe son nom, organicisme, vitalisme, vitalisme-organique, spécialisme, spécificisme? Il aboutit fatalement au syncrétisme, à l'éclectisme, au numérisme, et M. Pidoux l'a fort bien dit, au scepticisme, c'est-à-dire à l'expectation, non plus comme recherche, comme contrôle, mais comme système absolu. Il y a plus : tout dogmatisme est la négation du diagnostic. Si la maladie est supposée une irritation, une altération d'humeurs, un trouble fonctionnel, on calme, on révulse, on évacue, on excite, on tonifie, et si l'on cherche des calmants, des reconstituants, des révulsifs, des évacuants, des excitants, des toniques spéciaux ou spécifiques, on ne sort pas pour tout autant de l'empirisme ou du dogmatisme.

Peu importe la maladie, phthisie ou catarrhe, pneumonie ou pleurésie, névralgie ou rhumatisme, fièvre typhoïde ou méningite? On connaît les traitements systématiques de chacune de ces maladies par les purgatifs, par les antiphlogistiques, par les révulsifs, par les toniques, par les spécifiques, ou même par toutes ces médications disparates combinées entre elles dans le même traitement. Au début d'une affection aiguë, l'erreur est facile, fréquente ; elle ne tire pas à conséquence, à moins qu'il ne s'agisse d'un concours, comme cela s'est vu il y a quelque vingt ans. Un malade entrant est soumis à l'examen d'un candidat. Celui-ci diagnostique une petite vérole. L'un des juges prévoit une fièvre typhoïde, fait partager son opinion à ses collègues, et détermine l'élimination du candidat. Le lendemain, la variole faisait éruption. Heureusement, au concours suivant, un jury plus éclairé faisait au médecin victime de cette injustice involontaire une éclatante réparation, en lui décernant, en quelque sorte, comme à un maître, et par acclamation, les honneurs du premier rang. Tout est bien qui finit bien ; mais si le malade, qu'il fût ou non dans le service du juge malencontreux, ne pouvait échapper aux évacuants, aux antiphlogistiques, aux spécifiques, le découragement, un accident imprévu, des obstacles insurmontables, pouvaient interdire à tout jamais une nouvelle épreuve au savant méconnu et lui fermer une carrière qu'il parcourt avec une rare distinction.

Ce que MM. Trousseau et Pidoux ont dit des dogmatismes d'Hippocrate, de Galien, de Boerhaave, de Brown, de Broussais, de Rasori, est vrai de tous les dogmatismes, et l'on peut affirmer que le dogmatisme ne supprime pas seulement la séméiotique et la nosologie, mais encore la notion de la maladie elle-même.

La méthode expérimentale, écartant tout dogmatisme, met la science en garde contre ces confusions dangereuses et ces négations impuissantes.

L'étude de l'action physiologique des médicaments, la

comparaison de leurs effets avec les symptômes des maladies, exige une analyse exacte, une connaissance approfondie de ces derniers, un diagnostic précis, non pas de la nature à jamais impénétrable de chaque affection, mais de ses caractères saisissables, de son expression phénoménale, variable selon les formes, les phases, les périodes, et correspondant à une indication positive pour chaque modification. Fondée sur le rapport résultant de ce rapprochement et sur la connaissance expérimentale des limites de l'action médicamenteuse, la thérapeutique repose sur son fonds même, c'est-à-dire sur la matière médicale pure, comme sur une base inébranlable. La pathologie, la physiologie, l'anatomie pathologique, la physique, la chimie, etc., peuvent étendre leurs conquêtes, renverser les idées reçues, consacrer des vérités nouvelles, la thérapeutique ne peut qu'en recevoir un plus grand éclat, y trouver une confirmation constante de sa loi, un développement plus large de ses applications.

MM. Trousseau et Pidoux se demandent, dans leur *Introduction*, si, en dehors de l'expectation, il est un second moyen de sortir du chaos thérapeutique où nous sommes plongés. Eh, sans doute, il en est un, il en est même plusieurs : l'expérimentation des médicaments sur l'homme et sur les animaux en santé, la toxicologie, l'expérimentation des médications diverses sur les animaux malades, l'expectation dans les maladies aiguës et chroniques chez les animaux, la médecine comparée enfin, voilà les sources pures où la thérapeutique doit désormais puiser et ses éléments, et ses principes, et sa certitude.

Au lieu de cet avenir scientifique qui est déjà le présent pour l'homœopathie, M. Trousseau a offert comme espérance et comme garantie à son public l'impuissance de l'empirisme, augmentée des incertitudes de l'induction, multipliée par les contradictions de l'analogie et couronnée par les dangers du dogmatisme.

« Ce qui constitue la différence, a-t-il dit, entre l'empirisme conçu comme je viens de l'indiquer, et la médecine théorique, c'est que cette dernière ne se croit en droit de conclure et d'agir qu'en vertu de dogmes à l'inflexibilité desquels elle croit devoir tout assujettir, inflexibilité que, pour mon compte, il m'est impossible d'admettre devant la mobilité des constitutions individuelles. » (*Conf.*, p. 10.)

Vive l'empirisme! A bas le dogmatisme! ont dû s'écrier les auditeurs de la première conférence.

« Non pas, réplique M. Trousseau à la séance suivante; si les empiriques étaient capables de recevoir les enseignements de l'expérience, j'en prendrais plus aisément mon parti; mais ils sont certainement de bien dangereux théoriciens, des théoriciens bien plus dangereux que les dogmatistes eux-mêmes. Laissez-moi vous dire pourquoi. On reproche aux dogmatistes leur inflexibilité. Le dogmatiste a un système, il a des principes, il marche suivant ces principes; le dogmatiste est inflexible, *il doit l'être jusqu'à nouvel ordre*. Il dit quelquefois : « Périsse le malade plutôt qu'un principe! » Il a tort, j'en conviens, de tenir ce langage; mais il le fait en vertu d'une conviction raisonnée... » (*Conf.*, p. 56.)

« — A qui croire des deux, demande Sganarelle, et quelle résolution prendre sur des avis si opposés? Messieurs, je vous conjure de déterminer mon esprit, et de me dire sans passion ce que vous croyez le plus propre à soulager ma fille... Me voilà justement un peu plus incertain que je n'étais auparavant. Morbleu! il me vient une fantaisie : il faut que j'aille acheter de l'orviétan, et que je lui en fasse prendre. L'orviétan est un remède dont beaucoup de gens se sont bien trouvés. »

Si, plus logiques et plus éclairés que Sganarelle, le membre de l'Institut, le châtelain, le financier, le bourgeois, l'artisan, ne s'arrêtent pas à cette conclusion et ne se jettent pas dans les bras de l'empirisme, ils tireront les conséquences rigoureuses de l'exposition de M. Trousseau, et s'arracheront à ces inextricables contradictions, à ces affres du doute, par une négation radicale. Ils confieront à la puissance de la nature les existences qui leur sont chères et la leur propre; ils s'inclineront devant les décrets de la Providence ou essayeront de la fléchir par des prières; ils oublieront le précepte divin : « Aide-toi, le ciel t'aidera; » ils se condamneront à l'inertie du fatalisme; et, après avoir oscillé entre les illusions de l'espérance et les déchirements de la résignation, fous de désespoir en face de l'agonie, en présence de la mort, ils en appelleront à la théurgie, aux thaumaturges, aux sorciers, aux somnambules, aux amulettes et aux talismans!

Hasard, dieu de l'ignorance! voilà ta religion : pour dogme la terreur, pour culte la superstition!

XVI

CONCLUSION.

Toute la science humaine consiste à abstraire et formuler des rapports.
P. J. PROUDHON.

Arrière l'empirisme, arrière le dogmatisme, arrière le scepticisme! Le jour de la science est venu pour la thérapeutique : telle est la conclusion sommaire de cette longue discussion. Je ne ferai pas au lecteur, si j'en ai eu un seul, l'injure de croire qu'il ait pu se méprendre sur mes intentions. Sous toutes ses formes, sous tous ses déguisements, sous les oripeaux du charlatanisme, sous la rhétorique menteuse de la publicité, sous le masque de la charité, à plus forte raison dans la chaire du professeur, sous le diplôme du docteur, sous les séductions séculaires de l'analogie, de l'induction et du dogmatisme, partout où je le rencontre, je combats l'empirisme, et je le nie au nom de la méthode expérimentale, au nom de la science.

Dans le seul passage où M. Trousseau ait parlé de la

médecine expérimentale, il l'identifie à la médecine empirique. De cette confusion devaient sortir et sont sorties fatalement toutes ses contradictions. La méthode expérimentale et l'empirisme sont les deux termes d'une antinomie dont la réduction est impossible. Le premier tend incessamment à l'élimination du second sans que celui-ci puisse jamais ni disparaître entièrement, ni être nié d'une manière absolue.

L'empirisme n'est que la constatation des faits. L'analogie et l'induction n'en tirent que des groupes non naturels, *artificiels*, des systèmes incomplets, et par conséquent des théories tronquées, dont le dogmatisme est l'expression. La méthode expérimentale, au contraire, opérant sur les données de l'empirisme, différencie, classe, ordonne, range les faits en séries naturelles, dont la raison commune n'est autre qu'un rapport réel, essentiel, constant, dégagé par l'abstraction. L'abstraction des rapports, voilà ce qui distingue la méthode expérimentale de l'empirisme, comme on peut dire que la faculté d'où elle découle est le caractère distinctif qui sépare l'intelligence de l'homme de l'intelligence des animaux.

Selon Locke, les bêtes ne *forment point d'abstractions*. « Je crois être en droit de supposer, dit-il, que la puissance de former des abstractions ne leur a pas été donnée, et que cette faculté de former des idées générales est ce qui met une parfaite distinction entre l'homme et les brutes. » (*Essai sur l'entendement humain*, liv. II, chap. XI.)

« Les bêtes, dit Leibnitz, sont purement empiriques; elles ne font que se régler sur les exemples; elles n'arrivent jamais à former des propositions nécessaires. » Et après avoir établi la même différence « entre les vérités nécessaires et celles de fait qu'entre le raisonnement des hommes et les consécutions des bêtes qui n'en sont qu'une ombre, » il ajoute :

« Les consécutions des bêtes sont purement comme celles des simples empiriques, qui prétendent que ce qui est arrivé quelquefois arrivera encore dans un cas où ce qui les frappe est pareil, sans être pour cela capables de juger si les mêmes raisons subsistent. C'est par là qu'il est si aisé aux hommes d'attraper les bêtes et qu'il est si facile aux simples empiriques de faire des fautes. » (*Nouveaux essais sur l'entendement humain*, Avant-propos.)

Revenons à cette faculté exclusivement propre à l'intelligence humaine, à cette puissance de former des abstractions, des idées générales, des propositions nécessaires, de saisir en un mot la raison des choses.

Son développement est parallèle au développement des connaissances humaines. Pour chacune d'elles on peut le suivre depuis son origine jusqu'à son terme le plus élevé, comme chez l'homme, depuis l'enfance jusqu'à la maturité. Mais, de même que, chez l'adulte et chez le vieillard, il reste toujours quelque chose de l'enfant, de même aussi dans les sciences il reste toujours quelque chose de l'empirisme. Ici la prédominance de la méthode expérimentale sur l'empirisme, élément primitif et indispensable, correspond à la prédominance de la raison chez l'homme sur les facultés instinctives, les besoins, les passions et les sentiments. L'enfance, persistant chez l'homme ou reparaissant chez le vieillard, n'est autre chose que l'imbécillité. Il en est de même de l'empirisme dans la science, jusqu'à un certain degré et à un moment donné.

La médecine en est là, au moins en ce qui concerne la thérapeutique. Mais le mal ne vient ni des victimes de l'empirisme, ni de ceux qui l'exploitent, comme le prétend M. Trousseau. Il vient de ce que les facultés et les académies sont sans autorité pour le combattre. Empiriques elles-mêmes, dans une certaine mesure, comme M. Trousseau, et en quelque sorte malgré elles, c'est en vain qu'elles opposent aux *nouveautés dangereuses* la barrière incessamment renversée et incessamment relevée d'un dogmatisme étroit. Toujours hardi et entreprenant, téméraire même, l'empirisme étend ses conquêtes, prône ses découvertes, soulève l'opinion publique, force l'enceinte et pénètre dans les écoles comme en pays conquis. Les facultés et les académies se rendent, et, la vie sauve, acceptant les faits accomplis, se proclament progressistes de la veille, mieux encore, se font honneur de leur défaite comme d'une victoire. A défaut de l'histoire, M. Trousseau nous aurait appris comment elles savent reconnaître les services rendus par les novateurs. *Sans ces derniers* elles eussent, *un peu plus tard*, reconnu, consacré les innovations. *Plus tard!* c'est le mot des puissances qui se perdent. *Trop tard!* c'est le dernier mot qu'elles entendent en tombant.

De cette manière l'empirisme des écoles est peu à peu descendu au niveau de l'empirisme officieux, à ce point que, si on peut constater encore une différence entre eux, elle est tout à l'avantage du dernier. Dans ces conditions, leur antagonisme se réduit aux proportions de la concurrence la plus vulgaire, et le plaidoyer de M. Trousseau n'est plus qu'une défense habile des praticiens de quartier et de campagne contre ceux qui empiètent sur leur terrain en exerçant illégalement la médecine.

« Les passions ! dit Forget, telles sont en effet les rivales éternelles de la sainte vérité. Nul doute que l'ambition, c'est-à-dire la vanité, que le charlatanisme, c'est-à-dire la cupidité, n'aient eu dans tous les temps, sur les écarts de la science, une influence aussi grande que les erreurs consciencieuses. On s'émeut beaucoup aujourd'hui des débordements du charlatanisme, et l'on s'ingénie à trouver les moyens de le réprimer. Ces doléances, qui sont de toutes les époques, auront toujours des motifs pour se reproduire, car l'égoïsme est inhérent au cœur de l'homme, puisqu'il n'est qu'un reflet de l'instinct de conservation. » (*Principes de thérapeutique*, p. 14.)

Pour nous la question est autre et s'élève à la hauteur d'une question de principes. Le seul remède à une situation qui s'aggrave chaque jour, c'est l'éviction radicale de l'empirisme et du scepticisme par la science et par la liberté. L'empirisme, c'est l'obscurité ; le dogmatisme, c'est l'arbitraire ; l'art, c'est la fantaisie ; la science, c'est la lumière ; la liberté, c'est le progrès.

S'il ne m'était légalement interdit de traiter ce grave sujet dans un travail d'une étendue aussi restreinte, je démontrerais aisément les propositions suivantes :

La science ne peut vivre sans la liberté ;

Sans la liberté, il n'y a point de responsabilité ;

Sans responsabilité scientifique, il n'y a point de progrès.

La responsabilité scientifique n'existera pleinement

pour le médecin que le jour où il ne comptera plus sur le ministère public pour la répression de l'exercice illégal.

La responsabilité n'existera pour le malade et ceux qui l'entourent que lorsqu'ils seront éclairés.

Ils ne seront éclairés que quand les médecins le seront eux-mêmes, c'est-à-dire, quand les Facultés enseigneront la science, non l'empirisme; ce jour-là, le savant, le médecin, n'aura pas plus à s'inquiéter de la concurrence de l'empirisme, qu'à cette heure Victor Hugo et Lamartine de la concurrence poétique de M. Piorry.

Le malade et ceux qui l'entourent, ayant puisé dans une éducation solide des notions élémentaires suffisantes, seront d'autant plus prudents et plus heureux dans le choix d'un médecin, qu'ils connaîtront mieux les avantages et la sécurité de la science, les dangers et les turpitudes de l'empirisme.

C'est par la liberté et la science, par la lumière, non par l'analogie et l'induction, encore moins par l'art et le dogmatisme, que l'on dissipera les ténèbres de l'empirisme. Sur tous ces points, j'ai démontré que les efforts de M. Trousseau n'aboutissent qu'à des contradictions et à des impossibilités.

L'honorable professeur en décrétant l'infaillibilité de la science, en lui interdisant toute erreur, la condamne à l'immobilisme et la soustrait à sa loi fondamentale, essentielle, le progrès. De toutes les écoles médicales, l'homœopathie est la seule qui s'efforce d'échapper à l'empirisme et qui soit en voie de réaliser les conditions austères de la science. Jusqu'ici, M. Pidoux l'a reconnu, les critiques adressées à l'homœopathie n'ont offert aucun caractère expérimental, rigoureux, décisif. M. Trousseau, il y a vingt ans, faisait gaiement son oraison funèbre; aujourd'hui, il la trouve encore debout, plus vaillante, plus florissante que jamais. Comme Forget, avec le même désintéressement, la même passion, le même entraînement que dans la fougue de la jeunesse, il espère en finir avec l'hérésie par le ridicule. L'étude qui précède permet de poser ce dilemne : de deux choses l'une, ou l'homœopathie n'est que l'expectation, ou elle est quelque chose de plus, ne pouvant être moins. Dans le premier cas, elle est la pierre angulaire de la médecine, puisque sur elle repose « la notion-principe, la notion indispensable, sans laquelle toutes les autres manquent de base. » Dans le second cas, elle est le premier mot de la thérapeutique, sa première affirmation scientifique, l'expression de ses lois élémentaires, la loi de l'action médicamenteuse et la loi des limites posologiques de cette action. Hors de là, je l'ai assez fait voir, il n'y a rien de possible, même pour des réformateurs aussi timides que Forget, pour des progressistes aussi douteux que M. Trousseau, sinon la persévérance dans la routine traditionnelle, le retour à la médecine active des commères, à la cuisine arabesque, comme disait Gui Patin, *au vomissement de la thérapeutique*, selon l'énergique expression de M. Pidoux... De quel côté sont les rieurs?

M. Trousseau distingue-t-il de l'empirisme la médecine telle qu'il la professe, il la soumet à la dictature implacable du dogmatisme. S'oppose-t-il au dogmatisme, il la tient pour empirique. La compare-t-il aux sciences exactes, il la déclare un art. Veut-il la séparer des beaux-arts et de l'industrie, il en fait un métier. Nous vivons dans un temps de demi-philosophie, de demi-conviction, de demi-morale, il ne nous manque plus que la *médecine du demi-monde;* M. Trousseau nous la donne, et il l'appelle une demi-science.

Si l'homme de génie est celui qui résume et qui résume avec habileté, MM. Trousseau et Pidoux sont des hommes de génie. Ils ont d'un seul mot embrassé la médecine contemporaine et son avenir : le scepticisme, Ils ont fait l'épopée du chaos.

Pour leur compte, ils rejettent le rationalisme de la thérapeutique; ils l'appellent l'abus du raisonnement. (*Introd.*, p. xxv.) Comme si la raison n'était pas, de même que la liberté, sa propre justicière; comme si le rationalisme n'était pas la tendance permanente de l'esprit humain à n'accepter que ce qui est *rationnel*, à repousser tout ce qui ne l'est pas; comme si, enfin, il pouvait y avoir quelque chose de rationnel qui ne fût pas expérimental! Voilà où conduisent l'art et le dogmatisme : au suicide de la raison, à sa négation, au nom d'un *a priori* métaphysique!

Mais il n'y a pas une seule conception dogmatique, une seule analogie, une seule induction, qui ne soit le produit du rationalisme. Elles subsistent aussi longtemps qu'elles sont supposées rationnelles. Elles disparaissent du moment où il est reconnu qu'elles ne le sont pas. Toutes reposant, non sur des rapports certains, nécessaires, mais sur des hypothèses relatives à la nature des choses, à leur cause, aussi impénétrables que l'absolu, il est expérimentalement démontré qu'aucune ne satisfait ni ne peut satisfaire aux exigences scientifiques. Dès lors, pour le rationalisme moderne, leur exclusion est la première règle de la méthode expérimentale. En l'absence d'une démonstration rigoureuse, le rationaliste ne nie rien, n'affirme rien ; il s'abstient, il attend ; *il ne prévoit qu'avec des principes*. C'est ainsi que, sans être inspiré, sans autre révélation que les lois de l'histoire et des révolutions scientifiques, il peut prophétiser aux dogmatismes nouveau-nés et à naître le même sort qu'eurent les dogmatismes du passé. Comme le chaud, le froid, l'humide, le sec d'Hippocrate, l'humorisme de Galien, le resserrement et le relâchement de Thémisson, le chimisme de Sylvius, le mécanisme de Borelli, la sthénie et l'asthénie de Brown, le stimulus et le contro-stimulus de Rasori, l'irritation et le physiologisme de Broussais, ils iront s'entasser dans les bas-fonds de l'ignorance populaire, enrichir le *Dictionnaire des empiriques*, et fournir des explications non moins prétentieuses que comiques à ce qu'Henri Monnier appelle si spirituellement la MÉDECINE DES IMBÉCILES.

FIN

TABLE

I. — L'Association polytechnique et M. Trousseau. . . . 1
II. — Première Conférence : Le bon Empirisme. . . . 2
III. — Deuxième Conférence : Le mauvais Empirisme. . 16
IV. — Expérience et Théorie. 26
V. — Beaux-Arts, Sciences, Industrie. 32
VI. — La Médecine est une Science. 42
VII. — Responsabilité médicale. 63
VIII. — Procédés de l'Empirisme. 75
IX. — Sources de l'Empirisme. 85
X. — Raison de l'Empirisme. 95
XI. — L'Empirisme est l'enfance de la Science. 98
XII. — Préjugé et Nihilisme. 104
XIII. — Expectation et Expérimentation. 110
XIV. — Homœopathes et Homœopathie. 116
XV. — Le Dogmatisme. 152
XVI. — Conclusion. 164

BIBLIOTHÈQUE IMPÉRIALE

PARIS. — IMP. SIMON RAÇON ET COMP., RUE D'ERFURTH, 1.

JUIN 1862

J. B. BAILLIÈRE ET FILS

LIBRAIRES DE L'ACADÉMIE IMPÉRIALE DE MÉDECINE,

RUE HAUTEFEUILLE, 19, A PARIS.

LONDRES, HIPP. BAILLIÈRE, 219, REGENT-STREET.

NEW-YORK, BAILLIÈRE BROTHERS, 440, BROADWAY.

MADRID, BAILLY-BAILLIÈRE, PLAZA DEL PRINCIPE ALFONSO, 16.

EN DISTRIBUTION :

1° **Catalogue général des livres de médecine,** in-8 de 312 pages.
2° **Catalogue général des livres d'histoire naturelle,** in-8 de 144 pages, avec deux suppléments.
3° **Catalogue de livres** dont le prix est considérablement diminué, in 8 de 20 pages.

EILLE. Traité des hydropysies et des kystes, ou des Collections séreuses et mixtes dans les cavités closes naturelles et accidentelles, par le docteur J. ABEILLE, médecin de l'hôpital militaire de Vincennes, lauréat de l'Académie impériale de médecine. Paris, 1852, 1 vol. in-8 de VIII-636 pages. 7 fr. 50

ACADÉMIE IMPÉRIALE DE MÉDECINE (Mémoires de l'). Tome I, Paris, 1828. — Tome II, 1832. — Tome III, 1833. — Tome IV, 1835. — Tome V, 1836. — Tome VI, 1837. — Tome VII, 1838. — Tome VIII, 1840. — Tome IX, 1841. — Tome X, 1843. — Tome XI, 1845. — Tome XII, 1846. — Tome XIII, 1848. — Tome XIV, 1849. — Tome XV, 1850. — Tome XVI, 1852. — Tome XVII, 1853. — Tome XVIII, 1854. — Tome XIX, 1855. — Tome XX, 1856. — Tome XXI, 1857. — Tome XXII, 1858. — Tome XXIII, 1859. — Tome XXIV, 1860. — Tome XXV, 1861-1862. — 25 forts volumes in-4, avec planches. Prix de la collection complète des 25 *volumes pris ensemble*, au lieu de 500 fr. réduit à : 300 fr.

Chaque volume pris séparément : 20 fr.

Le tome XXV (1861) contient : Eloge d'A. Richard, par F. Dubois. — Rapport sur les épidémies qui ont régné en France pendant l'année 1859, par M. Jolly. — Rapport sur le service médical des eaux minérales de la France pendant l'année 1858, par A. Tardieu. — Des paralysies puerpérales, par Imbert-Gourbeyre (79 p.). — Modifications de la muqueuse utérine pendant et après la grossesse, par Ch. Robin (108 p. avec 5 pl.). — Du Diagnostic et du traitement de la mélancolie, par Semeleigne (109 p.). — Morve farcineuse chronique terminée par la guérison, par Hipp. Bourdon (22 p.). — Eloge de Chomel, par F. Dubois. — Rapport sur le service des Eaux minérales de la France pendant l'année 1859, par A. Tardieu. — Rapport sur les épidémies qui ont régné en France pendant l'année 1860, par M. Jolly. — De l'influence des maladies de la femme pendant la grossesse sur la constitution et la santé de l'enfant, par L. X. Bourgeois. — De la résection de la hanche, par Le Fort.

ACADÉMIE IMPÉRIALE DE MÉDECINE (Bulletin de l') rédigé par MM. F. DUBOIS, secrétaire perpétuel, et Ch. ROBIN, secrétaire annuel. — Paraît régulièrement tous les quinze jours, par cahiers de 3 feuilles (48 p. in-8). Il contient exactement tous les travaux de chaque séance.
Prix de l'abonnement pour un an *franco* pour toute la France : 15 fr.
Collection du 1er octobre 1836 au 30 septembre 1861 : vingt-cinq années formant 26 forts volumes in-8 de chacun 1100 pages. 200 fr.
Chaque année séparée, in-8 de 1100 pages. 12 fr.

AMETTE. Code médical, ou Recueil des lois, décrets et règlements sur l'étude, l'enseignement et l'exercice de la médecine civile et militaire en France, par Amédée AMETTE, secrétaire de la Faculté de médecine de Paris. *Troisième édition*, augmentée. Paris, 1859, in-12 de 560 pages. 4 fr.

Ouvrage traitant des droits et des devoirs des médecins. Il s'adresse à tous ceux qui étudient, enseignent ou exercent la médecine, et renferme dans un ordre méthodique toutes les dispositions législatives et réglementaires qui les concernent.

ANGLADA. Traité de la contagion, pour servir à l'histoire des maladies contagieuses et des épidémies, par Ch. ANGLADA, professeur à la Faculté de médecine de Montpellier. Paris, 1853, 2 vol. in-8. 12 fr.

Annales d'hygiène publique et de médecine légale, par MM. ADELON, ANDRAL, BOUDIN, BRIERRE DE BOISMONT, CHEVALLIER, DEVERGIE, FONSSAGRIVES, GAULTIER DE CLAUBRY, GUÉRARD, Michel LÉVY, MÉLIER, PIETRA SANTA, Ambr. TARDIEU, TRÉBUCHET, VERNOIS, VILLERMÉ; avec une Revue des travaux français et étrangers, par M. le docteur BAUGRAND.

Les Annales d'hygiène publique et de médecine légale, dont la *seconde série* a commencé avec le cahier de janvier 1854, paraissent régulièrement tous les trois mois par cahier de 15 à 16 feuilles in-8 (environ 250 pages), avec des planches gravées.
Prix de l'abonnement par an pour Paris. 18 fr.
Pour les départements, 20 fr. — Pour l'étranger, 24 fr.

La première série, collection complète (1829 à 1853), dont il ne reste que peu d'exemplaires, 50 vol. in-8, avec figures. 450 fr.
Les dernières années séparément, prix de chacune. 18 fr.

Tables alphabétiques, par ordre des matières et par noms d'auteurs, des tomes I à L (1829 à 1853). Paris, 1856, in-8 de 136 pages à 2 col. 3 fr. 50

BALDOU. Instruction pratique sur l'hydrothérapie, étudiée au point de vue : 1° de l'analyse clinique ; 2° de la thérapeutique générale ; 3° de la thérapeutique comparée ; 4° de ses indications et contre-indications. *Nouvelle édition.* Paris, 1857, in-8 de 691 pages. 5 fr.

BARRALLIER. Du typhus épidémique, et histoire médicale des épidémies de typhus observées au bagne de Toulon en 1855 et 1856, par le docteur A.-M. BARRALLIER, professeur de pathologie médicale à l'École de médecine navale du port de Toulon, second médecin en chef de la marine. Paris, 1861, in-8 de 350 pages. 5 fr.

BEAU. Traité expérimental et clinique d'auscultation appliquée à l'étude des maladies du poumon et du cœur, par le docteur J. H. S. BEAU, médecin de l'hôpital Cochin, agrégé libre de la Faculté de médecine de Paris. Paris, 1856, 1 vol. in-8 de 626 pages. 7 fr. 50

BENOIT. Traité élémentaire et pratique des manipulations chimiques, et de l'emploi du chalumeau, avec tableaux synoptiques des propriétés des corps ; suivi d'un Dictionnaire descriptif des produits de l'industrie susceptibles d'être analysés, par Émile BENOIT, employé des douanes. Paris, 1854, 1 vol. in-8. *Au lieu de* 8 fr. 3 fr.

Ouvrage spécialement destiné aux agents de l'administration des douanes, utile aux négociants, aux personnes qui s'occupent de la recherche des falsifications, et à celles qui veulent faire de la chimie pratique.

BERNARD. **Cours de médecine du Collége de France** par Claude BERNARD, membre de l'Institut de France, professeur de physiologie au Collége de France et à la Faculté des sciences. Paris, 1855-1859, 7 vol. in-8, avec figures. 49 fr.

On peut se procurer séparément :

Leçons de physiologie expérimentale appliquée à la médecine. Paris, 1855-1856, 2 vol. in-8. 14 fr.

Leçons sur les effets des substances toxiques et médicamenteuses. Paris, 1857, in-8. 7 fr.

Leçons sur la physiologie et la pathologie du système nerveux. Paris, 1858, 2 vol. in-8. 14 fr.

Leçons sur les propriétés physiologiques et les altérations pathologiques des liquides de l'organisme. Paris, 1859, 2 vol. in-8. 14 fr.

BERNARD. **Mémoire sur le pancréas et sur le rôle du suc pancréatique** dans les phénomènes digestifs, particulièrement dans la digestion des matières grasses neutres, par Cl. BERNARD. Paris, 1856; in-4, avec 9 planches gravées, en partie coloriées. 12 fr.

Bibliothèque du médecin praticien, ou Résumé général de tous les ouvrages de clinique médicale et chirurgicale, de toutes les monographies, de tous les mémoires de médecine et de chirurgie pratiques, anciens et modernes, publiés en France et à l'étranger, par une société de médecins, sous la direction du docteur FABRE, rédacteur en chef de la *Gazette des hôpitaux*. — Ouvrage adopté par l'Université, pour les Facultés de médecine et les Écoles préparatoires de médecine et de pharmacie de France, et par le Ministère de la guerre, sur la proposition du Conseil de santé des armées, pour les hôpitaux d'instruction. Paris, 1843-1851. *Ouvrage complet.* 15 vol. gr. in-8, de chacun 700 pages à deux colonnes et contenant la matière de 45 volumes in-8 ordinaires. 127 fr. 50

Tomes I et II, *maladies des femmes* et commencement des *maladies de l'appareil urinaire.*— Tome III, suite des *maladies de l'appareil urinaire.*— Tome IV, fin des *maladies de l'appareil urinaire* et *maladies des organes de la génération chez l'homme.* Tomes V et VI, *maladies des enfants* de la naissance à la puberté (médecine et chirurgie). — Tome VII, *maladies vénériennes.* — Tome VIII, *maladies de la peau.*—Tome IX, *maladies du cerveau, maladies nerveuses* et *maladies mentales.* — Tome X, *maladies des yeux et des oreilles.*— Tome XI, *maladies des organes respiratoires.* — Tome XII, *maladies des organes circulatoires.*— Tome XIII, *maladies de l'appareil locomoteur.* — Tome XIV, *Traité de thérapeutique et de matière médicale*, dans lequel on trouve une juste appréciation des travaux français, italiens, anglais et allemands sur l'histoire et l'emploi des substances médicales. — Tome XV, *Traité de médecine légale et de toxicologie* (avec figures), présentant l'exposé des travaux les plus récents, dans leurs applications pratiques.

On peut toujours souscrire en retirant un volume par mois, ou acheter chaque monographie séparément. Prix de chaque volume. 8 fr. 50.

BLANDIN. **Anatomie du système dentaire,** considérée dans l'homme et les animaux. Paris, 1836, in-8, avec une planche. 2 fr. 50

BOIVIN. **Mémorial de l'art des accouchements,** ou Principes fondés sur la pratique de l'hospice de la Maternité de Paris, et sur celle des plus célèbres praticiens nationaux et étrangers, par madame BOIVIN, sage-femme en chef. *Quatrième édition*, augmentée. Paris, 1836, 2 vol. in-8, avec 143 fig., *au lieu de* 14 fr. 6 fr.

Ouvrage adopté par le Gouvernement comme classique pour les élèves de la Maison d'accouchement de Paris.

BOIVIN. **Recherches sur une des causes les plus fréquentes et les moins connues de l'avortement,** suivies d'un mémoire sur l'intro-pelvimètre, ou mensurateur interne du bassin, par madame Boivin. Paris, 1828, in-8, fig., *au lieu de* 4 fr. 1 fr.

BONNAFONT. **Traité théorique et pratique des maladies de l'oreille** et des organes de l'audition, par le docteur J. P. BONNAFONT, médecin principal à l'École impériale d'état-major. Paris, 1860, 1 vol. in-8, XII-665 pages, avec 22 figures. 9 fr.

BONNET. **Traité des maladies des articulations,** par le docteur A. BONNET, chirurgien en chef de l'Hôtel-Dieu de Lyon, professeur de clinique chirurgicale à l'École de médecine. Paris, 1845, 2 vol. in-8, et atlas de 16 planches in-4. 20 fr.

BONNET. **Traité de thérapeutique des maladies articulaires,** par le docteur A. BONNET. Paris, 1853, 1 vol. in-8 de 700 pages, avec 97 fig. 9 fr.

Cet ouvrage doit être considéré comme la suite et le complément du *Traité des maladies des articulations*, auquel l'auteur renvoie pour l'étiologie, le diagnostic et l'anatomie pathologique.

BONNET (A.) **Nouvelles méthodes de traitement des maladies articulaires,** *deuxième édition*, revue et augmentée d'une notice historique par le docteur GARIN, médecin de l'Hôtel-Dieu de Lyon, accompagnée de 17 planches intercalées dans le texte, et d'un recueil d'observations sur la rupture de l'ankylose. Paris, 1860, 1 vol. in-8 de 356 pages. 4 fr. 50

BOUCHUT (E.). **Traité pratique des maladies des nouveau-nés,** des enfants à la mamelle et de la seconde enfance, par le docteur E. BOUCHUT, professeur agrégé à la Faculté de médecine, médecin de l'hôpital Sainte-Eugénie (Enfants). *Quatrième édition*, considérablement augmentée. Paris, 1862, 1 volume in-8 de 1024 pages, avec 46 figures. 11 fr.

Après une longue pratique et plusieurs années d'enseignement clinique à l'hôpital des Enfants de Sainte-Eugénie, M. Bouchut, pour répondre à la faveur publique, a étendu son cadre et complété son œuvre, en faisant entrer indistinctement dans cette *quatrième édition* toutes les maladies de l'enfance jusqu'à la puberté. On trouvera dans son livre la médecine et la chirurgie du premier âge.

BOUCHUT (E.). **Hygiène de la première enfance,** comprenant les lois organiques du mariage, les soins de la grossesse, l'allaitement maternel, le choix des nourrices, le sevrage, le régime, l'exercice et la mortalité de la première enfance. Paris, 1862, in-18 de 376 p. 3 fr. 50

BOUCHUT (E.). **La vie et ses attributs** dans leurs rapports avec la philosophie, l'histoire naturelle et la médecine. Paris, 1862, 1 vol. in-18 jésus.

BOUCHUT (E.). **Traité des signes de la mort** et des moyens de prévenir les enterrements prématurés. *Ouvrage couronné par l'Institut de France.* Paris, 1849, in-12 de 400 pages. 3 fr. 50

BOUCHUT (E.). **Nouveaux éléments de pathologie générale et de séméiologie.** Paris, 1857, 1 vol. grand in-8 de 1064 pages, avec 62 figures d'anatomie pathologique générale. 11 fr.

BOUCHUT (E.). **De l'état nerveux aigu et chronique** ou **Ner-**

vosisme, appelé névropathie aiguë cérébro-pneumogastrique; diathèse nerveuse; fièvre nerveuse; cachexie nerveuse; névropathie protéiforme, névrospasmie, et confondu avec les vapeurs, la surexcitabilité nerveuse, l'hystéricisme, l'hypochondrie, l'anémie, la gastralgie, etc., professé à la Faculté de médecine en 1857 et lu à l'Académie impériale de médecine en 1858. Paris, 1860, 1 vol. in-8 de 348 pages. 5 fr.

BOUDIN. Traité de géographie et de statistique médicales, et des maladies endémiques, comprenant la météorologie et la géologie médicales, les lois statistiques de la population et de la mortalité, la distribution géographique des maladies, et la pathologie comparée des races humaines, par le docteur J. Ch. M. Boudin, médecin en chef de l'hôpital militaire de Vincennes. Paris, 1857, 2 vol. grand in-8, avec 9 cartes et tableaux. 20 fr.

BOUDIN. Souvenirs de la campagne d'Italie, observations topographiques et médicales. Études nouvelles sur la Pellagre, par le docteur Boudin, ex-médecin en chef de l'armée d'occupation en Italie. Paris, 1861, in-8, avec une carte. 2 fr. 50

BOUDIN. Système des ambulances des armées françaises et anglaises. Instructions qui règlent cette branche du service administratif et médical, par le docteur J. Ch. Boudin, médecin en chef de l'hôpital militaire de Vincennes. Paris, 1855, in-8 de 68 p., avec 3 planches. 3 fr.

BOUDIN. Résumé des dispositions légales et réglementaires qui président aux opérations médicales du **recrutement**, de la **réforme** et de la **retraite** dans l'armée de terre, par le docteur J. Ch. Boudin, Paris, 1854, in-8. 1 fr. 50

BOUDIN. Études d'hygiène publique sur l'état sanitaire, les maladies et la mortalité des armées anglaises de terre et de mer en Angleterre et dans les colonies, traduit de l'anglais d'après les documents officiels. Paris, 1856, in-8 de 190 pages. 3 fr.

BOUILLAUD. Traité de nosographie médicale, par J. Bouillaud, professeur de clinique médicale à la Faculté de médecine de Paris, médecin de l'hôpital de la Charité. Paris, 1846, 5 vol. in-8 de chacun 700 pages. 35 fr.

BOUILLAUD. Clinique médicale de l'hôpital de la Charité, ou Exposition statistique des diverses maladies traitées à la clinique de cet hôpital, par J. Bouillaud, professeur de clinique médicale à la Faculté de médecine de Paris, médecin de l'hôpital de la Charité. Paris, 1837, 3 vol. in-8. 21 fr.

BOUILLAUD (J.) Traité clinique des maladies du cœur, précédé de recherches nouvelles sur l'anatomie et la physiologie de cet organe. *Deuxième édition*, revue et considérablement augmentée. Paris, 1841, 2 forts volumes in-8, avec 8 planches gravées. 16 fr.

Ouvrage auquel l'Institut de France a accordé le grand prix de médecine.

BOUILLAUD. Traité clinique du rhumatisme articulaire, et de la loi de coïncidence des inflammations du cœur avec cette maladie, par J. Bouillaud, Paris, 1848, in-8. 7 fr. 50

Ouvrage servant de complément au *Traité des maladies du cœur*.

BOUILLIER. Du principe vital et de l'âme pensante ou Examen des diverses doctrines médicales et psychologiques sur les rapports de l'âme et de la vie, par Francisque Bouillier, correspondant de l'Institut. Paris, 1862, in-8 de XIV-432 pages. 6 fr.

BOUISSON. Traité théorique et pratique de la méthode anesthésique appliquée à la chirurgie et aux différentes branches de l'art de guérir, par le docteur E. F. BOUISSON, professeur de clinique chirurgicale à la Faculté de médecine de Montpellier, chirurgien en chef de l'hôpital Saint-Éloi, etc. Paris, 1850, in-8 de 560 pages. 7 fr. 50

BOUSQUET. Nouveau traité de la vaccine et des éruptions varioleuses, par le docteur J. B. BOUSQUET, membre de l'Académie impériale de médecine, chargé des vaccinations gratuites. *Ouvrage couronné par l'Institut de France.* Paris, 1848, in-8 de XVI-584 pages. 7 fr.

BOUVIER. Leçons cliniques sur les maladies chroniques de l'appareil locomoteur, professées à l'hôpital des Enfants malades, pendant les années 1855, 1856, 1857, par le docteur H. BOUVIER, médecin de l'hôpital des Enfants, membre de l'Académie impériale de médecine. Paris, 1858, 1 vol. in-8 de 500 pages. 7 fr.

BRIAND ET CHAUDÉ. Manuel complet de médecine légale, ou Résumé des meilleurs ouvrages publiés jusqu'à ce jour sur cette matière, et des jugements et arrêts les plus récents, par J. BRIAND, D. M. P., et Ernest CHAUDÉ, docteur en droit, contenant un *Traité élémentaire de chimie légale*, par H. GAULTIER DE CLAUBRY, professeur à l'École de pharmacie de Paris. *Sixième édition.* Paris, 1858, 1 vol. in-8 de 956 pages, avec 3 planches gravées et 64 figures. 10 fr.

BRIQUET. Traité clinique et thérapeutique de l'hystérie, par le docteur P. BRIQUET, médecin à l'hôpital de la Charité, agrégé à la Faculté de médecine de Paris. Paris, 1859, in-8 de 724 pages. 8 fr.

BRONGNIART. Énumération des genres de plantes cultivées au Muséum d'histoire naturelle de Paris, suivant l'ordre établi dans l'École de botanique, par Ad. BRONGNIART, professeur de botanique au Muséum d'histoire naturelle, membre de l'Institut. *Deuxième édition*, augmentée, avec une *Table générale alphabétique*. Paris, 1850, in-12. 3 fr.

Dans cet ouvrage, indispensable aux botanistes et aux personnes qui veulent visiter avec fruit l'école du jardin botanique, M. Ad. Brongniart s'est appliqué à indiquer, non-seulement les familles dont il existe des exemples cultivés au Muséum d'histoire naturelle, mais même celles, en petit nombre, qui n'y sont pas représentées, et dont la structure est suffisamment connue pour qu'elles aient pu être classées avec quelque certitude. La *Table alphabétique* comble une lacune que les botanistes regrettaient dans la première édition.

BROUSSAIS. De l'irritation et de la folie, ouvrage dans lequel les rapports du physique et du moral sont établis sur les bases de la médecine physiologique, par F. J. V. BROUSSAIS, membre de l'Institut, professeur à la Faculté de médecine de Paris, etc. *Deuxième édition*, considérablement augmentée par l'auteur, publiée par son fils, Cas. BROUSSAIS. Paris, 1839, 2 vol. in-8, *au lieu de* 15 fr. 2 fr. 50

BROUSSAIS. Cours de phrénologie fait à la Faculté de médecine de Paris. Paris, 1836, in-8 de 850 pages, avec 1 planche. *Au lieu de* 9 fr. 4 fr. 50

BROUSSAIS. Examen des doctrines médicales et des systèmes de nosologie, précédé de propositions renfermant la substance de la médecine physiologique. *Troisième édition.* Paris, 1829-1834, 4 forts vol. in-8, *au lieu de* 28 fr. 5 fr.

Bulletin bibliographique des sciences physiques, naturelles et médicales, publié par J. B. BAILLIÈRE et fils. Commencé en 1860, paraît tous les trois mois par cahier de 2 à 3 feuilles in-8 (32 à 48 pages). Prix de l'abonnement annuel, pour toute la France : 3 fr.

Notre but est de donner un Catalogue de tous les livres publiés en France et des livres les plus importants publiés à l'étranger sur les sciences physiques, naturelles et médicales, pour l'utilité des savants qui voudront se tenir au courant de tout ce qui paraît dans la spécialité de leurs études, et des libraires qui trouveront réunis des renseignements souvent difficiles à rassembler.

CABANIS. Rapports du physique et du moral de l'homme, et Lettre sur les causes premières, par P. J. G. Cabanis, avec une Table analytique, par Destutt de Tracy. *Huitième édition*, augmentée de notes, et précédée d'une Notice historique et philosophique sur la vie, les travaux et les doctrines de Cabanis, par L. Peisse. Paris, 1844, in-8 de 780 pages. 6 fr.

Le livre des *Rapports* et la *Lettre sur les causes premières* contiennent tout le système de Cabanis ; ces deux ouvrages s'interprètent et se complètent mutuellement; l'édition publiée par M. Peisse est la seule qui les réunisse, et c'est aussi la seule qui soit accompagnée d'un travail historique et critique digne du sujet et de l'auteur.

CAILLAULT. Traité pratique des maladies de la peau chez les enfants, par le docteur Ch Caillault, ancien interne des hôpitaux de Paris. Paris, 1857, 1 vol. in-18 jésus de 400 pages. 3 fr. 50

CALMEIL. De la paralysie considérée chez les aliénés, recherches faites dans le service de Royer-Colard et Esquirol, par L. F. Calmeil, D. M. P., médecin en chef de la maison impériale des aliénés de Charenton. Paris, 1826, in-8. 6 fr. 50

CALMEIL. Traité des maladies inflammatoires du Cerveau, ou Histoire anatomo-pathologique des congestions encéphaliques, du délire aigu, de la paralysie générale ou périencéphalite chronique diffuse à l'état simple ou compliqué, du ramollissement cérébral local aigu et chronique, de l'hémorrhagie cérébrale localisée, récente ou non récente, par le docteur L. F. Calmeil, médecin en chef de la maison impériale de Charenton. Paris, 1859, 2 forts vol. in-8. 17 fr.

CARRIÈRE. Le climat de l'Italie sous le rapport hygiénique et médical, par le docteur Ed. Carrière. *Ouvrage couronné par l'Institut de France.* Paris, 1849. 1 vol. in-8 de 600 pages. 7 fr. 50

Cet ouvrage est ainsi divisé : 1re Partie, *Considérations historiques sur le climat de l'Italie* : topographie, géologie, eaux, atmosphère, vents, température ; 2e Partie, *Climatologie générale de la région méridionale de l'Italie :* Salerne, Rive orientale du golfe de Naples, Naples, Rive septentrionale du golfe de Naples, Naples, golfe de Gaëte ; 3e Partie, *Climatologie générale de la région moyenne de l'Italie :* Maremmes des États romains et de la Toscane, Rome, Sienne, Florence, Pise; 4e Partie, *Climatologie générale de la région septentrionale de l'Italie :* Venise, Milan et les lacs, Gênes, Menton, Villefranche, Nice, Hyères.

CARUS. Traité élémentaire d'anatomie comparée, suivi de Recherches d'anatomie philosophique ou transcendante sur les parties primaires du système nerveux et du squelette intérieur ou extérieur, par C. Carus, professeur d'anatomie comparée, traduit de l'allemand et précédé d'une *Esquisse historique et bibliographique de l'anatomie comparée,* par A. J. L. Jourdan. Paris, 1835, 3 forts vol. in-8, accompagnés d'un bel atlas de 31 pl. grand in-4 gravées. *Au lieu de* 34 fr. 10 fr.

CAZAUVIEILH. Du suicide, de l'aliénation mentale et des crimes contre les personnes, comparés dans leurs rapports réciproques. Recherches sur ce premier penchant chez les habitants des campagnes, par le docteur J. B. Cazauvieilh, ancien interne de l'hospice de la Salpêtrière. Paris, 1840, in-8. *Au lieu de* 5 fr. 2 fr. 50

CAZENAVE. Traité des maladies du cuir chevelu, suivi de conseils hygiéniques sur les soins à donner à la chevelure, par le docteur A. CAZENAVE, médecin de l'hôpital Saint-Louis, etc. Paris, 1850, 1 vol. in-8, avec 8 planches dessinées d'après nature, gravées et coloriées avec le plus grand soin. 8 fr.

CHAILLY. Traité pratique de l'art des accouchements, par CHAILLY HONORÉ, membre de l'Académie impériale de médecine, professeur de l'art des accouchements, ancien chef de clinique de la Clinique d'accouchement à la Faculté de médecine de Paris. *Quatrième édition,* revue et corrigée. Paris, 1861, 1 vol. in-8 de 1,068 pages accompagné de 261 figures propres à en faciliter l'étude. 10 fr.

Ouvrage adopté par l'Université pour les facultés de médecine, les écoles préparatoires et les cours départementaux institués pour les sages-femmes.

« Nous ne devons pas craindre d'avancer qu'il n'est point de livre élémentaire d'obstétrique, quelque mérite qu'il ait d'ailleurs, qui soit, pour un jeune accoucheur, à qui ne manquent pas les lumières, mais à qui peut faire défaut l'expérience, un guide plus éclairé, plus sûr que ne l'est l'ouvrage de M. Chailly. Là, en effet, dans tout le cours de la grossesse, dans chaque présentation du fœtus, dans les suites de couches, partout où peuvent se manifester des accidents, sont présentés, sont clairement exposés les plus efficaces moyens d'y remédier. L'auteur est entré dans des détails de conduite que les praticiens sauront certainement apprécier. »

(*Journal des connaissances médico-chirurgicales.*)

CHAMBERT. Des effets physiologiques et thérapeutiques des éthers, par le docteur H. CHAMBERT. Paris, 1848, in-8 de 260 pages. 3 fr. 50

CHAUFFARD. Essai sur les doctrines médicales, suivi de quelques considérations sur les fièvres, par le docteur P. E. CHAUFFARD, professeur agrégé à la Faculté de médecine de Paris. Paris, 1846, in-8 de 130 pages. *Au lieu de* 2 fr. 50. 1 fr.

CHAUSIT (M.). Traité élémentaire des maladies de la peau, d'après l'enseignement théorique et les leçons cliniques de M. le docteur Cazenave, médecin de l'hôpital Saint-Louis. Paris, 1853, 1 vol. in-8. *Au lieu de* 6 fr. 50. 3 fr.

CHAUVEAU. Traité d'anatomie comparée des animaux domestiques, par A. CHAUVEAU, chef des travaux anatomiques à l'École vétérinaire impériale de Lyon. Paris. 1857, 1 beau vol. grand in-8 de 838 p., avec 207 figures dessinées d'après nature. 14 fr.

Séparément la DEUXIÈME PARTIE (*Appareils de la digestion, de la respiration, de la dépuration urinaire, de la circulation, de l'innervation, des sens, de la génération*). Pages 305 à 838, complétant l'ouvrage. Prix de cette deuxième partie. 8 fr.

C'est le scalpel à la main que l'auteur, pour la composition de cet ouvrage, a interrogé la nature, ce guide sûr et infaillible, toujours sage, même dans ses écarts. M. Chauveau a mis largement à profit les immenses ressources dont sa position de chef des travaux anatomiques de l'école vétérinaire de Lyon lui permettait de disposer. Les sujets de toute espèce ne lui ont pas manqué; c'est ainsi qu'il a pu étudier successivement les différences qui caractérisent la même série d'organes chez les animaux domestiques, qu'ils appartiennent à la classe des Mammifères ou à celle des Oiseaux. Parmi les *mammifères* domestiques, on trouve le cheval, l'âne, le mulet, le bœuf, le mouton, la chèvre, le chien, le chat, le lapin, le porc, etc; parmi les *oiseaux* de basse-cour, le coq, la pintade, le dindon, le pigeon, les oies, les canards.

CIVIALE. Parallèle des divers moyens de traiter les calculeux, contenant l'examen comparatif de la lithotritie et de la cystotomie, sous le rapport de leurs divers procédés, de leur mode d'application, de leurs avantages ou inconvénients respectifs. Paris, 1836, in-8, avec 3 pl. 8 fr.

servatifs des maladies vénériennes, par le docteur P. DIDAY, ex-chirurgien en chef de l'Antiquaille de Lyon. Paris, 1858. 1 vol. in-18 jésus de 550 p. 4 fr.

DONNÉ. **Cours de microscopie complémentaire des études médicales,** Anatomie microscopique et physiologie des fluides de l'économie, par le docteur A. DONNÉ, recteur de l'Académie de Montpellier, ancien chef de clinique de la Faculté de médecine de Paris, professeur de microscopie. Paris, 1844, in-8 de 550 pages. 7 fr. 50

DONNÉ. **Cours de microscopie, atlas** exécuté d'après nature, au microscope-daguerréotype, par le docteur A. DONNÉ et L. FOUCAULT. Paris, 1846, in-fol. de 20 planches, contenant 80 figures gravées avec le plus grand soin, avec un texte descriptif. 30 fr.

C'est pour la première fois que les auteurs, ne voulant se fier ni à leur propre main, ni à celle d'un dessinateur, ont eu la pensée d'appliquer la merveilleuse découverte du daguerréotype à la représentation des sujets scientifiques : c'est un avantage qui sera apprécié des observateurs, que celui d'avoir pu reproduire les objets tels qu'ils se trouvent disséminés dans le champ microscopique, au lieu de se borner au choix de quelques échantillons, comme on le fait généralement, car dans cet ouvrage tout est reproduit avec une fidélité rigoureuse, inconnue jusqu'ici, au moyen des procédés photographiques.

DUBREUIL. **Des anomalies artérielles** considérées dans leurs rapports avec la pathologie et les opérations chirurgicales, par J. M. DUBREUIL, professeur d'anatomie à la Faculté de médecine de Montpellier. Paris, 1847, 1 vol. in-8 et atlas in-4 de 18 planches coloriées. *Au lieu de* 20 fr. 5 fr.

DUCHENNE. **De l'électrisation localisée** et de son application à la pathologie et à la thérapeutique, par le docteur DUCHENNE (de Boulogne), lauréat de l'Institut de France. *Seconde édition*, entièrement refondue. Paris, 1861, 1 vol. in-8 de XI-1046 pages avec 179 figures et 1 planche lithographiée. 14 fr.

DUCHENNE. **Album de photographies pathologiques,** complémentaire du livre intitulé : *De l'électrisation localisée*, par le docteur DUCHENNE (de Boulogne), lauréat de l'Institut et de l'Académie de médecine. Paris, 1862, 1 vol. in-4 comprenant 17 planches, cartonné. 25 fr.

DUCHESNE-DUPARC. **Traité pratique des dermatoses,** ou Maladies de la peau classées d'après la méthode naturelle, comprenant l'exposition des meilleures méthodes de traitement, suivi d'un formulaire spécial, par L. V. DUCHESNE-DUPARC, professeur de clinique des maladies de la peau. *Deuxième édition*, revue et augmentée d'une Étude sur le choix des eaux minérales dans le traitement des maladies de la peau. Paris, 1862, in-18 jésus de LXVI-536 pages. 5 fr.

DUGÈS. **Recherches sur l'ostéologie et la myologie des Batraciens** à leurs différents âges, par A. DUGÈS. *Ouvrage couronné par l'Institut de France.* Paris, 1834, in-4, avec 20 planches gravées. 10 fr.

DUPUYTREN. **Mémoire sur une manière nouvelle de pratiquer l'opération de la pierre,** par le baron G. DUPUYTREN, terminé et publié par M. L. J. SANSON, chirurgien de l'Hôtel-Dieu, et L. J. BÉGIN, chirurgien en chef de l'hôpital militaire du Val-de-Grâce. Paris, 1836, 1 vol. grand in-folio, accompagné de 10 belles planches lithographiées par Jacob, et représentant l'anatomie chirurgicale des diverses régions intéressantes de cette opération. 12 fr.

DUTROULAU. **Traité des maladies des Européens dans les pays chauds** (régions tropicales), climatologie, maladies endémiques, par le docteur A. F. DUTROULAU, premier médecin en chef de la marine. Paris, 1861, in-8 de 608 pages. 8 fr.

École de Salerne (l'), traduction en vers français, par M. Ch. MEAUX

SAINT-MARC, avec le texte latin en regard, précédée d'une Introduction par le docteur Ch. Daremberg. — *De la sobriété*, conseils pour vivre longtemps, par L. CORNARO. Traduction nouvelle. Paris, 1861, in-18 jésus de LXXII-342 p., avec 5 figures. 3 fr. 50

Encyclopédie anatomique, comprenant l'Anatomie descriptive, l'Anatomie générale, l'Anatomie pathologique, l'histoire du Développement, par G. T. Bischoff, J. Henle, E. Huschke, T. G. Sœmmering, F. G. Theile, G. Valentin, J. Vogel, G. et E. Weber; traduit de l'allemand par A. J. L. JOURDAN, membre de l'Académie impériale de médecine de Paris. Paris, 1843-1847, 8 forts vol. in-8. *Au lieu de* 67 fr. 50. 32 fr.

On peut se procurer chaque traité séparément.

1° *Traité d'ostéologie et de syndesmologie*, par S. T. SŒMMERING, suivi d'un *Traité de mécanique des organes de la locomotion*, par G. et E. Weber. Paris, 1843, in-8, avec atlas in-4 de 17 planches. *Au lieu de* 12 fr. 6 fr.

2° *Traité de myologie et d'angéiologie*, par F. G. THEILE, 1 vol. in-8. *Au lieu de* 7 fr. 50. 4 fr.

3° *Traité de névrologie*, par G. VALENTIN. 1 vol. in-8, avec figures. *Au lieu de* 8 fr. 4 fr.

4° *Traité de splanchnologie et des organes des sens*, par E. HUSCHKE. Paris, 1845, in-8 de 850 pages, avec 5 planches gravées. *Au lieu de* 8 fr. 50. 5 fr.

5° *Traité d'anatomie générale, ou Histoire des tissus et de la composition chimique du corps humain*, par J. HENLE. Paris, 1843, 2 vol. in-8, avec 5 pl. gravées. *Au lieu de* 15 fr. 8 fr.

6° *Traité du développement de l'homme et des mammifères*, suivi d'une *Histoire du développement de l'œuf du lapin*, par le docteur T. L. G. BISCHOFF. 1 vol. in-8, avec un atlas in-4 de 16 planches. *Au lieu de* 15 fr. 7 fr. 50

7° *Traité d'anatomie pathologique générale*, par J. VOGEL. Paris, 1847, in-8. *Au lieu de* 7 fr. 50. 4 fr.

Cette *Encyclopédie anatomique*, réunie au *Traité de Physiologie* de J. Müller, forme un ensemble des deux sciences sur lesquelles repose l'édifice entier de la médecine.

ESQUIROL. **Des maladies mentales**, considérées sous les rapports médical, hygiénique et médico-légal, par E. ESQUIROL, médecin en chef de la maison des aliénés de Charenton, membre de l'Académie de médecine, etc. Paris, 1838, 2 vol. in-8, avec un atlas de 27 planches gravées. 20 fr.

FEUCHTERSLEBEN. **Hygiène de l'âme**, par le baron E. DE FEUCHTERSLEBEN, professeur à la Faculté de médecine de Vienne, sous-secrétaire d'État au ministère de l'instruction publique en Autriche, traduit de l'allemand sur la *vingtième édition*, par le docteur SCHLESINGER-RAHIER. *Deuxième édition*, précédée d'une étude biographique et littéraire. Paris, 1860, 1 vol. in-18 de 260 pages. 2 fr.

Fièvre puerpérale (De la), de sa nature et de son traitement. Communications à l'Académie impériale de médecine, par MM. Guérard, Depaul, Beau, Piorry, Hervez de Chégoin, Trousseau, P. Dubois, Cruveilhier, Danyau, Cazeaux, Bouillaud, Velpeau, J. Guérin, précédées de l'indication bibliographique des principaux écrits publiés sur la fièvre puerpérale. Paris, 1858, in-8 de 400 pages. 6 fr.

FLOURENS. **Recherches expérimentales sur les propriétés et les fonctions du système nerveux dans les animaux vertébrés**, par P. FLOURENS, professeur au Muséum d'histoire naturelle et au Collége de France, secrétaire perpétuel de l'Académie des sciences de l'Institut, etc. *Deuxième édition*, corrigée, augmentée. Paris, 1842, in-8. *Au lieu de* 7 fr. 50. 3 fr.

CIVIALE. Traité pratique sur les maladies des organes génito-urinaires, par le docteur CIVIALE, membre de l'Institut et de l'Académie impériale de médecine. *Troisième édition*, considérablement augmentée. Paris, 1858-1860, 3 vol. in-8, avec figures. 24 fr.

Cet ouvrage, le plus pratique et le plus complet sur la matière, est ainsi divisé :

Tome I. Maladies de l'urètre. — Tome II. Maladies du col de la vessie, de la prostate et des organes génitaux. — Tome III. Maladies du corps de la vessie.

CIVIALE. Traité pratique et historique de la lithotritie. Paris, 1847, in-8 de XVI-610 pages, avec 7 planches. 8 fr.

Après trente années de travaux assidus sur une découverte chirurgicale qui a parcouru les principales phases de son développement, l'art de broyer la pierre s'est assez perfectionné pour qu'il soit permis de l'envisager sous le triple point de vue de la doctrine, de l'application et du résultat.

COLIN. Traité de physiologie comparée des animaux domestiques, par M. G. COLIN, chef des travaux anatomiques et physiologiques à l'École vétérinaire impériale d'Alfort. Paris, 1854-1856, 2 vol gr. in-8 de chacun 700 pages, avec 114 figures. 18 fr.

COSTE. Manuel de dissection, ou Éléments d'anatomie générale, descriptive et topographique, par le docteur E. COSTE, chef des travaux anatomiques et professeur à l'École de médecine de Marseille. Paris, 1847, 1 vol. in-8 de 700 pages. *Au lieu de* 8 fr. 2 fr.

CRUVEILHIER. Traité d'anatomie pathologique générale, par J. CRUVEILHIER, professeur d'anatomie pathologique à la Faculté de médecine de Paris. Paris, 1849-1862, 4 vol. in-8. 35 fr.

Tome IV, 1862, 1 vol. in-8 de 948 pages. 9 fr.

Tome V et dernier, *sous presse*.

Cet ouvrage est l'exposition du Cours d'anatomie pathologique que M. Cruveilhier fait à la Faculté de médecine de Paris. Comme son enseignement, il est divisé en XVII classes; savoir : 1° solutions de continuité ; 2° adhésions ; 3° luxations ; 4° invaginations ; 5° hernies; 6° déviations ; 7° corps étrangers; 8° rétrécissements et oblitérations ; 9° lésions de canalisation par communication accidentelle ; 10° dilatations ; 11° Hypertrophies et atrophies ; 12° métamorphoses et productions organiques analogues; 13° hydropisies et flux ; 14° hémorrhagies ; 15° gangrène ; 16° lésions phlegmasiques; 17° lésions strumeuses et lésions carcinomateuses.

CRUVEILHIER. Anatomie pathologique du corps humain, ou Descriptions, avec figures lithographiées et coloriées, de diverses altérations morbides dont le corps humain est susceptible, par J. CRUVEILHIER, professeur d'anatomie pathologique à la Faculté de médecine de Paris, médecin de l'hôpital de la Charité, président perpétuel de la Société anatomique, etc. Paris, 1830-1842, 2 vol. in-fol., avec 233 planches lithographiées et coloriées. 456 fr.

Ce bel ouvrage est *complet;* il a été publié en 41 livraisons, chacune contenant 6 feuilles de texte in-folio grand raisin, vélin, avec 5 planches coloriées avec le plus grand soin; et 6 planches lorsqu'il n'y a que 4 planches de coloriées. Le prix de chaque livraison est de 11 fr.

CZERMAK. Du laryngoscope et de son emploi en physiologie et en médecine, par le docteur J. N. CZERMAK, professeur de physiologie à l'Université de Pest. Paris, 1860, in-8, accompagné de deux planches gravées et 31 figures. 3 fr. 50

DAVAINE (C.). Traité des entozoaires et des maladies vermineuses de l'homme et des animaux domestiques. Paris, 1860, 1 vol. in-18 de XCII-838 pages, avec 88 figures. 12 fr.

DE LA RIVE. Traité d'électricité théorique et appliquée, par A. DE LA RIVE, membre correspondant de l'Institut de France, ancien professeur de l'Académie de Genève. Paris, 1854-1858, 3 vol. in-8, avec 450 figures intercalées dans le texte. 27 fr.

Séparément, le tome III, 1858, in-8. 9 fr.

Les nombreuses applications de l'électricité aux sciences et aux arts, les liens qui l'unissent à toutes les autres parties des sciences physiques ont rendu son étude indispensable au chimiste aussi bien qu'au physicien, au géologue autant qu'au physiologiste, à l'ingénieur comme au médecin : tous sont appelés à rencontrer l'électricité sur leur route, tous ont besoin de se familiariser avec son étude. Personne, mieux que M. de la Rive, dont le nom se rattache aux progrès de cette belle science, ne pouvait présenter l'exposition des connaissances acquises en électricité, et de ses nombreuses applications aux sciences et aux arts.

DESHAYES. Description des animaux sans vertèbres découverts dans le bassin de Paris, pour servir de supplément à la Description des coquilles des environs de Paris, et contenant une revue générale de toutes les espèces actuellement connues, par M. G. P. DESHAYES, membre de la Société géologique de France. Paris, 1856-1863, 4 vol. in-4, publiés en 50 livraisons in-4, chacune de 40 pages, avec 5 planches. Prix de la livraison. 5 fr.

Les livraisons 1 à 30 sont en vente. — Le tome I (livr. 1 à 20) est complet en 1 vol. in-4 de 912 pages, avec Atlas in-4 de 89 planches.

DESLANDES. De l'onanisme et des autres abus vénériens considérés dans leurs rapports avec la santé, par le docteur L. DESLANDES. Paris, 1835, in-8. 7 fr.

Dictionnaire des sciences naturelles, dans lequel on traite méthodiquement des différents êtres de la nature, considérés soit en eux-mêmes, d'après l'état actuel de nos connaissances, soit relativement à l'utilité qu'en peuvent retirer la médecine, l'agriculture, le commerce et les arts; par les professeurs du Muséum d'histoire naturelle de Paris, sous la direction de G. et de FR. CUVIER. 61 vol. in-8 de texte, avec atlas composé de 12 volumes, contenant 1,220 planches gravées, figures noires. *Au lieu de* 670 fr. 175 fr.
— Avec atlas, figures coloriées. *Au lieu de* 1,200 fr. 350 fr.

Dictionnaire universel de matière médicale et de thérapeutique générale, contenant l'indication, la description et l'emploi de tous les médicaments connus dans les diverses parties du globe, par F. V. MÉRAT et A. J. DELENS, membres de l'Académie impériale de médecine. *Ouvrage complet*. Paris, 1829-1846. 7 vol. in-8, y compris le **Supplément**. *Au lieu de* 36 fr. 20 fr.

Le *Tome VII* ou *Supplément*, Paris, 1846, 1 vol. in-8 de 800 pages, ne se vend pas séparément.

Dictionnaire général des eaux minérales et d'hydrologie médicale, comprenant la géographie et les stations thermales, la pathologie thérapeutique, la chimie analytique, l'histoire naturelle, l'aménagement des sources, l'administration thermale, etc., par DURAND-FARDEL, inspecteur des sources d'Hauterive, à Vichy; E. LE BRET, inspecteur des eaux de Baréges; J. LEFORT, pharmacien, avec la collaboration de M. JULES FRANÇOIS, ingénieur en chef des mines. Paris, 1860, 2 forts vol. in-8, publiés en 6 livraisons. 20 fr.

Ouvrage couronné par l'Académie de médecine.

DIDAY. Exposition critique et pratique des nouvelles doctrines sur la syphilis, suivie d'une Étude de nouveaux moyens pré-

Nantes, Strasbourg, l'Algérie ; pour l'étranger : l'Angleterre, Berlin, Berne, Bruxelles, Christiania, Copenhague, l'Espagne, Hambourg, la Hollande, Rome, Turin.

PARISET. Histoire des membres de l'Académie de médecine, ou Recueil des Éloges lus dans les séances publiques, par E. PARISET, secrétaire perpétuel de l'Académie de médecine, etc. ; *édition complète*, précédée de l'éloge de Pariset, publiée sous les auspices de l'Académie, par F. Dubois d'Amiens, secrétaire perpétuel de l'Académie impériale de médecine de Paris. Paris, 1850, 2 beaux volumes in-12. 7 fr.

Cet ouvrage comprend : Discours d'ouverture de l'Académie impériale de médecine.— Eloges de Corvisart. — Cadet de Gassicourt. — Berthollet. — Pinel. — Beauchêne. — Bourru.— Percy. — Vauquelin.— G. Cuvier. — Portal. — Chaussier. — Dupuytren. — Scarpa.— Desgenettes. — Laennec. — Tessier.— Huzard. — Marc. — Lodibert.— Bourdois de la Motte.— Esquirol.— Larrey.— Chevreuil.— Lerminier.— A. Dubois.— Alibert. — Robiquet. — Double. — Geoffroy Saint-Hilaire. — Ollivier (d'Angers). — Breschet.— Lisfranc.— A. Paré.— Broussais.— Bichat.

PATIN (GUI). Lettres. Nouvelle édition augmentée de lettres inédites, précédée d'une notice biographique, accompagnée de remarques scientifiques, historiques, philosophiques et littéraires, par J. H. RÉVEILLÉ-PARISE, membre de l'Académie impériale de médecine. Paris, 1846, 3 vol. in-8, avec un portrait et le fac-simile de l'écriture de GUI PATIN. 21 fr.

Les *Lettres* de Gui Patin sont de ces livres qui ne vieillissent jamais, et quand on les a lues, on en conçoit aussitôt la raison. Ces lettres sont, en effet, l'expression la plus pittoresque, la plus vraie, la plus énergique, non-seulement de l'époque où elles ont été écrites, mais du cœur humain, des sentiments et des passions qui l'agitent. Tout à la fois savantes, érudites, spirituelles, profondes, enjouées, elles parlent de tout : mouvement des sciences, hommes et choses, passions sociales et individuelles, révolutions politiques, etc. C'est donc un livre qui s'adresse aux savants, aux médecins, aux érudits, aux gens de lettres, aux moralistes, etc.

PATISSIER. Traité des maladies des artisans et de celles qui résultent des diverses professions, d'après Ramazzini ; ouvrage dans lequel on indique les précautions que doivent prendre, sous le rapport de la salubrité publique et particulière, les manufacturiers, les fabricants, les chefs d'ateliers, les artistes, et toutes les personnes qui exercent des professions insalubres, par Ph. PATISSIER, membre de l'Académie impériale de médecine. Paris, 1822, in-8. *Au lieu de* 7 fr. 3 fr.

PAULET ET LÉVEILLÉ. Iconographie des champignons, de PAULET. Recueil de 217 planches dessinées d'après nature, gravées et coloriées, accompagnées d'un texte nouveau présentant la description des espèces figurées, leur synonymie, l'indication de leurs propriétés utiles ou vénéneuses, l'époque et les lieux où elles croissent, par J. H. LÉVEILLÉ, docteur en médecine. Paris, 1855, 1 vol. in-folio de 135 pages avec 217 pl. coloriées, cartonné. 170 fr.

On peut se procurer séparément le texte, par M. Léveillé, petit in-folio de 135 pages. 20 fr.

Les dernières planches in-folio coloriées ; prix de chacune. 1 fr.

PEISSE. La médecine et les médecins, philosophie, doctrines, institutions, critiques, mœurs et biographies médicales, par Louis PEISSE. Paris, 1857, 2 volumes in-18 jésus. 7 fr.

Cet ouvrage comprend : Esprit, marche et développement des sciences médicales. — Découvertes et découvreurs. — Sciences exactes et sciences non exactes.— Vulgarisation de la médecine.— La méthode numérique.— Le microscope et les microscopistes.— Méthodologie et doctrines. — Comme on pense et ce qu'on fait en médecine à Montpellier. — L'encyclopédisme et le spécialisme en médecine. — Mission sociale de la médecine et du médecin.— Philosophie des sciences naturelles. — La philosophie et les philosophes pardevant les médecins. — L'aliénation mentale et les aliénistes. — Phrénologie, bonnes et mauvaises têtes, grands hommes et grands scélérats. — De l'esprit des bêtes. — Le feuilleton. — L'Académie de médecine. — L'éloquence et l'art à l'Académie de médecine. — Charlatanisme et charlatans. — Influence du théâtre sur la santé. — Médecins poëtes. — Biographie.

PENARD. **Guide pratique de l'accoucheur et de la sage-femme**, par le docteur Lucien PENARD, professeur d'accouchement à l'École de médecine de Rochefort. Paris, 1861, in-18 de XXIV-504 pages avec 87 figures. 3 fr. 50

PERRÈVE. **Traité des rétrécissements organiques de l'urètre.** Emploi méthodique des dilatateurs mécaniques dans le traitement de ces maladies, par Victor PERRÈVE, docteur en médecine de la Faculté de Paris, ancien élève des hôpitaux. Ouvrage placé au premier rang pour le prix d'Argenteuil, sur le rapport d'une commission de l'Académie de médecine. Paris, 1847, 1 volume in-8 de 341 pages, accompagné de 3 planches et de 32 figures intercalées dans le texte. *Au lieu de* 5 fr. 2 fr. 50

Pharmacopée de Londres, publiée par ordre du gouvernement, *latin-français*. Paris, 1837, in-18. *Au lieu de* 4 fr. 1 fr.

PHILIPEAUX. **Traité pratique de la cautérisation**, d'après l'enseignement clinique de M. le professeur A. Bonnet (de Lyon), par le docteur R. PHILIPEAUX, ancien interne des hôpitaux civils de Lyon. *Ouvrage couronné par la Société des sciences médicales et naturelles de Bruxelles.* Paris, 1856, 1 vol. in-8 de 630 pages, avec 67 fig. 8 fr.

PICTET. **Traité de paléontologie**, ou Histoire naturelle des animaux fossiles considérés dans leurs rapports zoologiques et géologiques, par F. J. PICTET, professeur de zoologie et d'anatomie comparée à l'Académie de Genève. *Deuxième édition*, revue, corrigée et considérablement augmentée. Paris, 1853-1857. *Ouvrage complet.* 4 forts volumes in-8, avec un bel atlas de 110 planches grand in-4 ; contenant plus de 2000 figures. 80 fr.

PIORRY. **Traité de diagnostic et de séméiologie**, par le professeur PIORRY. Paris, 1840, 3 volumes in-8. *Au lieu de* 21 fr. 7 fr.

Plaies d'armes à feu (des). Communications à l'Académie de médecine, par MM. les docteurs Baudens, Roux, Malgaigne, Amussat, Blandin, Piorry, Velpeau, Huguier, Jobert (de Lamballe), Bégin, Rochoux, Devergie. Paris, 1849, in-8 de 250 pages. 3 fr. 50

PLÉE. **Glossologie botanique**, ou Vocabulaire donnant la définition des mots techniques usités dans l'enseignement. Appendice indispensable des livres élémentaires et des traités de botanique, par F. PLÉE, auteur des *Types des familles des plantes de France*. Paris, 1854, 1 vol. in-12. 1 fr. 25

POGGIALE. **Traité d'analyse chimique par la méthode des volumes**, comprenant l'analyse des gaz et des métaux, la chlorométrie, la sulfhydrométrie, l'acidimétrie, l'alcalimétrie, la saccharimétrie, etc., par A. B. POGGIALE, membre du conseil de santé des armées, ex-professeur de chimie à l'École impériale de médecine militaire du Val-de-Grâce, membre de l'Académie impériale de médecine, etc. Paris, 1858, 1 volume in-8 avec 171 figures intercalées dans le texte. 9 fr.

POUCHET. **Théorie positive de l'ovulation spontanée** et de la fécondation des mammifères et de l'espèce humaine, basée sur l'observation de toute la série animale, par F. A. POUCHET, professeur de zoologie au Muséum d'histoire naturelle de Rouen. *Ouvrage qui a obtenu le*

Paris, 1846, in-8 de 450 pages, avec atlas de 14 planches gravées et coloriées. 15 fr.

MOREJON. **Étude médico-psychologique sur l'histoire de don Quichotte,** par le docteur MOREJON, traduite et annotée par le docteur J. M. GUARDIA. Paris, 1858, in-8. 1 fr.

MOREL. **Traité des dégénérescences physiques, intellectuelles et morales de l'espèce humaine** et des causes qui produisent ces variétés maladives, par le docteur B. A. MOREL, médecin en chef de l'Asile des aliénés de Saint-Yon (Seine-Inférieure), lauréat de l'Institut (Académie des sciences). Paris, 1857, 1 vol. in-8 de 700 pages avec un atlas in-4 de 12 planches lithographiées. 12 fr.

MUELLER. **Manuel de physiologie,** par J. MUELLER, professeur d'anatomie et de physiologie de l'Université de Berlin, etc.; traduit de l'allemand sur la dernière édition, avec des additions, par A. J. L JOURDAN, membre de l'Académie de médecine. *Deuxième édition*, revue et annotée par E. LITTRÉ, membre de l'Institut, de l'Académie de médecine, de la Société de biologie, etc. Paris, 1851, 2 beaux volumes grand in-8 de chacun 800 pages, avec 320 figures intercalées dans le texte. 20 fr.

Les additions importantes faites à cette édition par M. Littré, et dans lesquelles il expose et analyse les derniers travaux publiés en physiologie, feront rechercher particulièrement cette *deuxième édition*, qui devient le *seul livre de physiologie complet* représentant bien l'état actuel de la science.

MULDER. **De la bière,** sa composition chimique, sa fabrication, son emploi comme besoin, par G. J. MULDER, professeur de chimie à l'Université d'Utrecht, traduit du hollandais, avec le concours de l'auteur, par Aug. DELONDRE, ancien préparateur de chimie au Muséum. Paris, 1861, in-18 jésus de VIII-444 pages. 5 fr.

MUNDE. **Hydrothérapeutique,** ou l'Art de prévenir et de guérir les maladies sans le secours des médicaments, par l'eau, la sueur, le bon air, l'exercice, le régime et le genre de vie; par le docteur Ch. MUNDE. Paris, 1842, 1 vol. grand in-18. *Au lieu de* 4 fr. 50. 2 fr.

NÆGELÉ. **Des principaux vices de conformation du bassin,** et spécialement du rétrécissement oblique, par F. Ch. NÆGELÉ, professeur d'accouchements à l'Université de Heidelberg, traduit de l'allemand et augmenté de notes par A. C. DANYAU, professeur et chirurgien de l'hospice de la Maternité. Paris, 1840, 1 vol. grand in-8 avec 16 planches. 8 fr.

NEUCOURT. **Des maladies chroniques.** Pratique d'un médecin de province, ou Recherches et observations sur la gastrite et la gastro-entérite chroniques, les coliques gastro-intestinales et la diarrhée chronique chez les enfants, la métrite chronique et la métrorrhagie, les névralgies lombaire, sacrée, du plexus brachial, faciale, du cuir chevelu et cervicale, et le vertige nerveux. Paris, 1861, in-8 de 624 pages. 7 fr. 50

NYSTEN. **Dictionnaire de médecine, de chirurgie, de pharmacie,** des sciences accessoires et de l'Art vétérinaire de P. H. NYSTEN; *onzième édition*, revue et corrigée par E. LITTRÉ, membre de l'Institut de France, et Ch. ROBIN, professeur à la Faculté de médecine de Paris; ouvrage augmenté de la synonymie *latine, grecque, allemande, anglaise, italienne* et *espagnole*, illustré de 532 figures intercalées dans le texte, et suivi d'un Glossaire de ces diverses langues. Paris, 1858, 1 beau volume grand in-8 de 1080 pages à deux colonnes. 18 fr.

Demi-reliure maroquin, plats en toile. 3 fr.
Demi-reliure maroquin, tranche pleine, plats en toile, très-soignée. 4 fr.

Les progrès incessants de la science rendaient nécessaires, pour cette *onzième édition*, de nombreuses additions, une révision générale de l'ouvrage, et plus d'unité dans l'ensemble des mots consacrés aux théories nouvelles et aux faits nouveaux que l'emploi du microscope, les progrès de l'anatomie générale, normale et pathologique, de la physiologie, de la pathologie, de l'art vétérinaire, etc., ont créés. C'est M. Littré, connu par sa vaste érudition et par son savoir étendu dans la littérature médicale, nationale et étrangère, qui s'est chargé de cette tâche importante, avec la collaboration de M. le docteur Ch. Robin, que de récents travaux ont placé si haut dans la science. Une addition importante, qui sera justement appréciée, c'est la synonymie *latine, grecque, allemande, anglaise, italienne* et *espagnole*, qui est ajoutée à cette *onzième édition*, et qui, avec les vocabulaires, en fera un dictionnaire polyglotte.

ORIBASE. Œuvres, texte grec, en grande partie inédit, collationné sur les manuscrits, traduits pour la première fois en français, avec une introduction, des notes, des tables et des planches, par les docteurs BUSSEMAKER et DAREMBERG. Paris, 1851-1862, tomes I à IV, in-8 de 700 pages chacun. Prix du volume. 12 fr.

Doit former 6 volumes in-8.

OUDET. Recherches anatomiques, physiologiques et microscopiques sur les dents et sur leurs maladies, comprenant : 1° mémoire sur l'altération des dents désignée sous le nom de carie ; 2° sur l'odontogénie ; 3° sur les dents à couronnes réunies ; 4° de l'accroissement continu des dents incisives chez les rongeurs ; par le docteur J.-E. OUDET, membre de l'Académie impériale de médecine. Paris, 1862, in-8 de 224 pages avec une planche. 4 fr.

PARCHAPPE. Recherches sur l'encéphale, sa structure, ses fonctions et ses maladies, par M. PARCHAPPE, médecin en chef de l'asile des aliénés de Rouen. Paris, 1836-1838, deux parties in-8. *Au lieu de* 7 fr. 3 fr. 50

La première partie comprend : *Du volume de la tête et de l'encéphale chez l'homme;* la deuxième partie : *Des altérations de l'encéphale dans l'aliénation mentale.*

PARÉ (AMB.). **Œuvres complètes**, revues et collationnées sur toutes les éditions, avec les variantes ; ornées de 217 planches et du portrait de l'auteur ; accompagnées de notes historiques et critiques, et précédées d'une introduction sur l'origine et les progrès de la chirurgie en Occident du sixième au seizième siècle et sur la vie et les ouvrages d'Ambroise Paré, par J. F. MALGAIGNE, chirurgien de l'hôpital de la Charité, professeur à la Faculté de médecine de Paris, etc. Paris, 1840, *ouvrage complet*, 3 volumes grand in-8 à deux colonnes, avec figures. 36 fr.

PARENT-DUCHATELET. De la prostitution dans la ville de Paris, considérée sous le rapport de l'hygiène publique, de la morale et de l'administration, ouvrage appuyé de documents statistiques puisés dans les archives de la Préfecture de police, par A. J. B. PARENT-DUCHATELET, membre du Conseil de salubrité de la ville de Paris. *Troisième édition*, complétée par des documents nouveaux et des notes, par MM. A. TRÉBUCHET et POIRAT-DUVAL, chefs de bureau à la Préfecture de police, suivie d'un *Précis* hygiénique, statistique et administratif sur la prostitution dans les principales villes de l'Europe. Paris, 1857, 2 forts vol. in-8 de chacun 800 pages, avec cartes et tableaux. 18 fr.

Le *Précis hygiénique, statistique et administratif sur la prostitution dans les principales villes de l'Europe* comprend pour la France : Bordeaux, Brest, Lyon, Marseille, *prix de physiologie expérimentale à l'Institut de France.* Paris, 1847, 1 vol. in-8 de 500 pages, avec atlas in-4 de 20 planches renfermant 220 figures dessinées d'après nature, gravées et coloriées. 36 fr.

POUCHET. **Hétérogénie** ou **Traité de la génération spontanée** basée sur de nouvelles expériences, par le professeur A. POUCHET. Paris, 1859; 1 vol. in-8 de 672 p. avec 3 planches gravées et coloriées. 9 fr.

POUCHET. **Recherches et expériences sur les animaux ressuscitants** faites au Muséum d'histoire naturelle de Rouen, par F. A. POUCHET. Paris, 1859, in-8, avec figures intercalées dans le texte. 2 fr.

POUCHET. **Histoire des sciences naturelles au moyen âge,** ou Albert le Grand et son époque considérés comme point de départ de l'école expérimentale, par F. A. POUCHET. Paris, 1853, 1 beau volume in-8. 9 fr.

PRICHARD. **Histoire naturelle de l'homme,** comprenant des recherches sur l'influence des agents physiques et moraux considérés comme causes des variétés qui distinguent entre elles les différentes races humaines, par J. C. PRICHARD, membre de la Société royale de Londres, correspondant de l'Institut de France; traduit de l'anglais par F. ROULIN, bibliothécaire de l'Institut. Paris, 1843, 2 vol. in-8 accompagnés de 40 pl. gravées et coloriées, et de 90 figures intercalées dans le texte. 20 fr.

RACLE. **Traité de diagnostic médical,** ou Guide clinique pour l'étude des signes caractéristiques des maladies, par le docteur V. A. RACLE, médecin des hôpitaux, ancien chef de clinique médicale à l'hôpital de la Charité, professeur de diagnostic, etc. *Seconde édition*, augmentée et contenant le résumé des travaux les plus récents sur le diagnostic. Paris, 1859, 1 vol. in-18 de 580 pages. 5 fr.

RACLE. **De l'alcoolisme.** Paris, 1860, in-8. 2 fr. 50

RANG ET SOULEYET. **Histoire naturelle des mollusques ptéropodes,** par MM. SANDER RANG et SOULEYET, naturalistes voyageurs de la marine. Paris, 1852, 1 volume grand in-4, avec 15 planches coloriées. 25 fr.

Le même ouvrage, 1 vol. in-fol. cartonné. 40 fr.

RASPAIL. **Nouveau système de physiologie végétale et de botanique,** fondé sur les méthodes d'observation qui ont été développées dans le Nouveau Système de chimie organique, par F. V. RASPAIL. Paris, 1837, 2 forts vol. in-8, avec atlas de 60 planches, contenant près de 1080 figures d'analyse, dessinées d'après nature et gravées. 30 fr.

Le même ouvrage, avec planches coloriées. 50 fr.

RASPAIL. **Nouveau système de chimie organique,** fondé sur de nouvelles méthodes d'observation, et précédé d'un Traité complet de l'art d'observer et de manipuler en grand et en petit dans le laboratoire et sur le porte-objet du microscope, par F. V. RASPAIL. *Deuxième édition*, entièrement refondue. Paris, 1838, 3 forts volumes in-8 et atlas in-4 de 20 planches, contenant 400 figures dessinées d'après nature. 30 fr.

RATIER. **Nouvelle médecine domestique,** contenant : 1° Traité d'hygiène générale; 2° Traité des erreurs populaires; 3° Manuel des premiers secours dans les cas d'accidents pressants; 4° Traité de médecine pratique générale et spéciale; 5° Formulaire pour la préparation et l'administration des médicaments; 6° Vocabulaire des termes techniques de médecine, par le docteur F. S. RATIER. Paris, 1825, 2 vol. in-8. *Au lieu de* 15 fr. 7 fr. 50

RAYER. Traité des maladies des reins et des altérations de la sécrétion urinaire, étudiées en elles-mêmes et dans leurs rapports avec les maladies des uretères, de la vessie, de la prostate, de l'urètre, etc., par P. RAYER, doyen de la faculté de médecine, médecin de l'Empereur, médecin de l'hôpital de la Charité, membre de l'Institut et de l'Académie impériale de médecine, etc. Paris, 1839-1841, 3 forts vol. in-8. 24 fr.

RAYER. Atlas du traité des maladies des reins, comprenant l'*anatomie pathologique* des reins, de la vessie, de la prostate, des uretères, de l'urètre, etc., ouvrage magnifique, composé de 60 planches grand in-fol., contenant 400 figures dessinées d'après nature, gravées et imprimées en couleur, retouchées au pinceau avec le plus grand soin, avec un texte descriptif et explicatif. 192 fr.

RAYER. Traité théorique et pratique des maladies de la peau, par P. RAYER. *Deuxième édition*, entièrement refondue. Paris, 1835, 3 forts vol. in-8, accompagnés d'un bel atlas de 26 planches grand in-4, gravées et coloriées avec le plus grand soin, représentant en 400 figures les différentes maladies de la peau et de leurs variétés.

Prix du texte seul, 3 vol. in-8. 23 fr.
L'atlas seul avec explication raisonnée, grand in-4 cartonné. 70 fr.
L'ouvrage complet, 3 vol. in-8 et atlas in-4, cartonné. 88 fr.

L'auteur a réuni, dans un *atlas pratique* entièrement neuf, la généralité des maladies de la peau ; il les a groupées dans un ordre systématique, pour en faciliter le diagnostic ; et leurs diverses formes y ont été représentées avec une fidélité, une exactitude et une perfection qu'on n'avait pas encore atteintes.

REMAK. Galvanothérapie, ou De l'application du courant galvanique constant au traitement des maladies nerveuses et musculaires, par le docteur R. REMAK, professeur à l'Université de Berlin, traduit de l'allemand par le docteur A. Morpain, avec les additions de l'auteur. Paris, 1860, in-8 de xx-467 pages. 7 fr.

RENOUARD. Histoire de la médecine depuis son origine jusqu'au dix-neuvième siècle, par le docteur P. V. RENOUARD. Paris, 1846, 2 volumes in-8. 12 fr.

Cet ouvrage est divisé en *huit périodes*, qui comprennent : I. *Période primitive* ou d'instinct, finissant à la ruine de Troie, l'an 1184 avant J. C. — II. *Période sacrée* ou mystique, finissant à la dispersion de la Société pythagoricienne, 500 ans avant J. C. — III. *Période philosophique*, finissant à la fondation de la bibliothèque d'Alexandrie, 320 ans avant J. C. — IV. *Période anatomique*, finissant à la mort de Galien, l'an 200 de l'ère chrétienne. — V. *Période grecque*, finissant à l'incendie de la bibliothèque d'Alexandrie, l'an 640. — VI. *Période arabique*, finissant à la renaissance des lettres en Europe, l'an 1400. — VII. *Période érudite*, comprenant le XVe et le XVIe siècle. — VIII. *Période réformatrice*, comprenant les XVIIe et XVIIIe siècles.

RENOUARD (P. V.). Lettres philosophiques et historiques sur la médecine au dix-neuvième siècle. *Troisième édition*, corrigée et considérablement augmentée. Paris, 1861, in-8 de x-240 pages. 3 fr. 50

I. La médecine jugée par les médecins. — II. Est-il, en médecine, un moyen de discerner le vrai du faux, le certain de l'hypothèse? — III. Des causes qui engagèrent les médecins à quitter la voie primitive de l'observation pure. — IV. La physiologie pathologique peut-elle être, oui ou non, en totalité ou en partie, le fondement direct et immédiat de la thérapeutique? — V. De l'éclectisme en médecine. — VI De l'homœopathie.

— VII. Des méthodes thérapeutiques. — VIII. Réponse à quelques objections concernant la doctrine empiri-méthodique. — IX. Du rang que la médecine doit occuper dans un système général des connaissances humaines, et du degré de certitude qu'elle peut atteindre. — X. Les doctrines médicales devant l'Académie impériale de médecine. — XI. Les doctrines médicales devant les Facultés de médecine de France.

RÉVEILLÉ-PARISE. **Traité de la vieillesse** hygiénique, médical et philosophique, ou Recherches sur l'état physiologique, les facultés morales, les maladies de l'âge avancé, et sur les moyens les plus sûrs, les mieux expérimentés, de soutenir et de prolonger l'activité vitale à cette époque de l'existence, par le docteur J. H. RÉVEILLÉ-PARISE, membre de l'Académie de médecine, etc. Paris, 1853, 1 vol. in-8 de 500 pages. 7 fr.

« Peu de gens savent être vieux. » (LA ROCHEFOUCAULD.)

RÉVEILLÉ-PARISE. **Études de l'homme dans l'état de santé et dans l'état de maladie.** *Deuxième édition.* Paris, 1845, 2 vol. in-8. 15 fr.

RÉVEILLÉ-PARISE. **Guide pratique des goutteux et des rhumatisans,** ou Recherches sur les meilleures méthodes de traitement curatives et préservatives des maladies dont ils sont atteints. *Troisième édition.* Paris, 1847, in-8. 5 fr.

RIBES. **Traité d'hygiène thérapeutique,** ou Application des moyens de l'hygiène au traitement des maladies, par Fr. RIBES, professeur d'hygiène à la Faculté de médecine de Montpellier. Paris. 1860. in-8 de 828 p. 10 fr.

RICORD. **De la syphilisation et de la contagion des accidents secondaires de la syphilis,** communications à l'Académie de médecine, par MM. Ricord, Bégin, Malgaigne, Velpeau, Depaul, Gibert, Lagneau, Larrey, Michel Lévy, Gerdy, Roux, avec les communications de MM. Auzias-Turenne et C. Spérino à l'Académie des sciences de Paris et à l'Académie de médecine de Turin. Paris, 1853, in-8 de 384 pages. 5 fr.

RICORD. **Traité complet des maladies vénériennes.** Clinique iconographique de l'hôpital des Vénériens : recueil d'observations, suivies de considérations pratiques sur les maladies qui ont été traitées dans cet hôpital, par le docteur Philippe RICORD, chirurgien de l'hôpital du Midi (hôpital des Vénériens de Paris). Paris, 1851, in-4, comprenant 66 pl. coloriées, avec un portrait de l'auteur. 133 fr.

Demi-reliure, dos de maroquin, très-soignée. 6 fr.

ROBERT. **Nouveau Traité des maladies vénériennes,** d'après les documents puisés dans la clinique de M. Ricord et dans les services hospitaliers de Marseille, suivi d'un appendice sur la syphilisation et la prophylaxie syphilitique et d'un formulaire spécial, par le docteur Melchior ROBERT, chirurgien en chef des hôpitaux de Marseille. Paris, 1861, in-8 de x-788 pages. 9 fr.

ROBIN ET VERDEIL. **Traité de chimie anatomique et physiologique,** normale et pathologique, ou des Principes immédiats normaux et morbides qui constituent le corps de l'homme et des mammifères, par Ch. ROBIN, docteur en médecine et docteur ès-sciences, professeur à la Faculté de médecine de Paris, et F. VERDEIL, docteur en médecine, chef des travaux chimiques à l'Institut agricole, professeur de chimie. Paris, 1853, 3 forts vol. in-8, accompagnés d'un atlas de 45 planches, dessinées d'après nature, gravées, en partie coloriées. 36 fr.

ROBIN. **Tableaux d'anatomie,** contenant l'exposé de toutes les parties à étudier dans l'organisme de l'homme et dans celui des animaux, par le professeur Ch. ROBIN, Paris, 1851, in-4, 10 tableaux. 3 fr. 50

ROBIN (CH.). **Histoire naturelle des végétaux parasites** qui croissent sur l'homme et sur les animaux vivants. Paris, 1853, 1 vol. in-8 de 700 pages, accompagné d'un bel atlas de 15 planches, dessinées d'après nature, gravées, en partie coloriées. 16 fr.

L'auteur a pu examiner son sujet non-seulement en naturaliste, mais en anatomiste, en physiologiste et en médecin.

La description ou l'histoire naturelle de chaque espèce de parasites renferme : 1° sa diagnose ; — 2° son anatomi ; — 3° l'étude du milieu dans lequel elle vit, des conditions extérieures qui en permettent l'accroissement, etc.; — 4° l'étude des phénomènes de nutrition, développement et reproduction qu'elle présente dans ces conditions, ou physiologie de l'espèce ; — 5° l'examen de l'action que le parasite exerce sur l'homme ou l'animal même qui le porte et lui sert de milieu ambiant. — On est ainsi conduit à étudier les altérations morbides et les symptômes dont le parasite est la cause, puis l'exposé des moyens à employer pour faire disparaître cette cause, pour détruire ou enlever le végétal, et empêcher qu'il ne se développe de nouveau.

Les planches qui composent l'atlas ont toutes été dessinées d'après nature et ne laissent rien à désirer pour l'exécution.

ROBIN (CH.). **Du microscope et des injections** dans leurs applications à l'anatomie et à la pathologie, suivi d'une classification des sciences fondamentales, de celle de la biologie et de l'anatomie en particulier. Paris, 1849, in-8 de LX-238-196 pages, avec 23 figures et 4 planches gravées. 7 fr.

ROCHE, SANSON ET LENOIR. Nouveaux éléments de pathologie médico-chirurgicale, ou Traité théorique et pratique de médecine et de chirurgie, par L. C. ROCHE, membre de l'Académie de médecine; J. L. SANSON, chirurgien de l'Hôtel-Dieu de Paris, professeur de clinique chirurgicale à la Faculté de médecine de Paris; et A. LENOIR, chirurgien de l'hôpital Necker. *Quatrième édition*, corrigée et augmentée. Paris, 1844, 5 vol. in-8 de 700 pages chacun. 36 fr.

ROUBAUD. Traité de l'impuissance et de la stérilité chez l'homme et chez la femme, comprenant l'exposition des moyens recommandés pour y remédier, par le docteur F. ROUBAUD. Paris, 1855, 2 vol. in-8 de chacun 450 pages. 10 fr.

ROUBAUD. Des hôpitaux au point de vue de leur origine et de leur utilité, des conditions hygiéniques qu'ils doivent présenter et de leur administration, par le docteur F. ROUBAUD. Paris, 1853, in-12. 3 fr.

ROUX. De l'ostéomyélite et des amputations secondaires à la suite des coups de feu, d'après les observations recueillies à l'hôpital de la marine de Saint-Mandrier (Toulon, 1859) sur les blessés de l'armée d'Italie; mémoire lu à l'Académie impériale de médecine (séance du 24 avril 1860) ; par le docteur Jules ROUX, premier chirurgien en chef de la marine à Toulon, membre correspondant de l'Académie impériale de médecine, etc. Paris, 1860, in 4 de 115 pages, avec 6 planches. 5 fr.

SAINT-HILAIRE. Plantes usuelles des Brésiliens, par A. SAINT-HILAIRE, professeur à la Faculté des sciences de Paris, membre de l'Institut de France. Paris, 1824-1828, in-4 avec 70 pl. Cartonné. 36 fr.

SALVERTE. Des sciences occultes, ou Essai sur la magie, les prodiges et les miracles, par Eusèbe SALVERTE. *Troisième édition*, précédée d'une Introduction par Émile LITTRÉ, de l'Institut. Paris, 1856, 1 vol. grand in-8 de 550 pages, avec un portrait d'Eusèbe Salverte. 7 fr. 50

SAUREL. Traité de chirurgie navale, par le docteur L. SAUREL, chirurgien de la marine, professeur agrégé à la Faculté de médecine de Montpellier, suivi d'un Résumé de leçons sur le **service chirurgical de la flotte**, par le docteur J. ROCHARD, chirurgien en chef de la marine, professeur à l'École de médecine navale du port de Brest. Paris, 1861, in-8 de 600 pages, avec 106 figures. 8 fr.

SCANZONI. Traité pratique des maladies des organes sexuels de la femme, par F. W. DE SCANZONI, professeur d'accouchements et de gynécologie à l'Université de Würzbourg, etc.; traduit de l'allemand et annoté sous les yeux de l'auteur par les docteurs H. DOR et A. SOCIN. Paris, 1858, 1 vol. grand in-8 de 564 pages, avec 44 figures. 8 fr.

SEDILLOT. De l'infection purulente, ou Pyoémie, par le docteur C. SÉDILLOT, chirurgien en chef de l'hôpital militaire de Strasbourg, professeur de clinique chirurgicale à la Faculté de médecine, etc. Paris, 1849, 1 vol. in-8, avec 3 planches coloriées. 7 fr. 50

SEGOND. Histoire et systématisation générale de la Biologie, principalement destinée à servir d'introduction aux études médicales, par le docteur L. A. SEGOND, professeur agrégé de la Faculté de médecine de Paris, etc. Paris, 1851, in-12 de 200 pages. 2 fr. 50

SÉGUIN. Traitement moral, hygiène et éducation des idiots et des autres enfants arriérés ou retardés dans leur développement, agités de mouvements involontaires, débiles, muets, non sourds, bègues, etc., par Ed. SÉGUIN, ex-instituteur des enfants idiots de l'hospice de Bicêtre, etc. Paris, 1846, 1 vol. in-12 de 750 pages. 6 fr.

SICHEL. Iconographie ophthalmologique, ou Description et figures coloriées des maladies de l'organe de la vue, comprenant l'anatomie pathologique, la pathologie et la thérapeutique médico-chirurgicales, par le docteur J. SICHEL, professeur d'ophthalmologie, médecin-oculiste des maisons d'éducation de la Légion d'honneur, etc. 1852-1859. *Ouvrage complet*, 2 vol. grand in-4, dont 1 volume de 840 pages de texte et 1 volume de 80 planches dessinées d'après nature, gravées et coloriées avec le plus grand soin, accompagnées d'un texte descriptif. 172 fr. 50

Demi-reliure des 2 volumes, dos de maroquin, tranche supérieure dorée. 14 fr.

Cet ouvrage est complet en 23 livraisons, dont 20 sont composées chacune de 28 pages de texte in-4° et de 4 planches dessinées d'après nature, gravées, imprimées en couleur, retouchées au pinceau, avec le plus grand soin, et 3 livraisons (17 *bis*, 18 *bis* et 20 *bis*) de texte complémentaires. Prix de chacune. 7 fr. 50

Le texte se compose d'une exposition théorique et pratique de la science, dans laquelle viennent se grouper les observations cliniques, mises en concordance entre elles, et dont l'ensemble formera un *Traité clinique des maladies de l'organe de la vue*, commenté et complété par une nombreuse série de figures.

Les planches sont aussi parfaites qu'il est possible; elles offrent une fidèle image de la nature; partout les formes, les dimensions, les teintes ont été consciencieusement observées; elles présentent la vérité pathologique dans ses nuances les plus fines, dans ses détails les plus minutieux.

L'auteur a voulu qu'avec cet ouvrage, le médecin, comparant les figures et la description, puisse reconnaître et guérir la maladie représentée lorsqu'il la rencontrera dans la pratique.

TARDIEU. Etudes hygiéniques sur la profession de mouleur en cuivre, pour servir à l'histoire des professions exposées aux poussières inorganiques, par le docteur A. TARDIEU. Paris, 1855, in-12. 1 fr. 25

TARDIEU. Dictionnaire d'hygiène publique et de salubrité, ou Répertoire de toutes les Questions relatives à la santé publique, considérées dans leurs rapports avec les Substances, les Épidémies, les Professions, les Etablissements et Institutions d'hygiène et de salubrité; complété par le texte des Lois, Décrets, Arrêtés, Ordonnances et Instructions qui s'y rattachent, par le docteur Ambroise TARDIEU, professeur à la Faculté de médecine de Paris, médecin des hôpitaux, membre du Comité consultatif d'hygiène publique, membre de l'Académie de médecine. *Deuxième édition*, corrigée et augmentée. Paris, 1862, 4 forts vol. grand in-8. 32 fr.
Ouvrage couronné par l'Institut de France.

TARDIEU. Etude médico-légale sur les attentats aux mœurs, par le docteur A. TARDIEU, professeur de médecine légale à la Faculté de médecine. *Quatrième édition*. Paris, 1862, in-8 de 176 pages, accompagné de 3 planches gravées. 3 fr. 50

TARNIER. De la fièvre puerpérale observée à l'hospice de la Maternité, par le docteur Stéph. TARNIER, ancien interne de l'hospice de la Maternité. Paris, 1858, in-8 de 208 pages. 3 fr. 50

TARNIER. Des cas dans lesquels l'extraction du fœtus est nécessaire et des procédés opératoires relatifs à cette extraction, par Steph. TARNIER, professeur agrégé de la Faculté de médecine, chef de la clinique d'accouchements de la Faculté. Paris, 1860, in-8 de 228 pages, avec 6 figures. 3 fr. 50

TESTE. Manuel pratique du magnétisme animal. Exposition méthodique des procédés employés pour produire les phénomènes magnétiques, et leur application à l'étude et au traitement des maladies, par A. TESTE, docteur en médecine de la Faculté de Paris. *Quatrième édition*, augmentée. Paris, 1853, 1 vol. in-12. 4 fr.

TESTE. Le magnétisme animal expliqué, ou Leçons analytiques sur la nature essentielle du magnétisme, sur ses effets, son histoire, ses applications, les diverses manières de le pratiquer, etc., par le docteur A. TESTE. Paris, 1845, in-8. 7 fr.

TIEDEMANN (F.). Traité complet de physiologie de l'homme, traduit de l'allemand, par A. J. L. JOURDAN. Paris, 1831, 2 vol. in-8. *Au lieu de* 11 fr. 3 fr. 50

TIEDEMANN ET GMELIN. Recherches expérimentales, physiologiques et chimiques sur la digestion considérée dans les quatre classes d'animaux vertébrés, par F. TIEDEMANN et L. GMELIN, traduites de l'allemand par J. A. L. JOURDAN. Paris, 1827, 2 vol. in-8, avec un grand nombre de tableaux. *Au lieu de* 15 fr. 4 fr.

TORTI (F.). Therapeutice specialis ad febres periodicas perniciosas; nova editio, edentibus et curantibus C. C. F. TOMBEUR et O. BRIXHE. D. M. Leodii, 1821. 2 vol. in-8, figures. *Au lieu de* 16 fr. 8 fr.

TRÉBUCHET. Jurisprudence de la médecine, de la chirurgie et de la pharmacie en France, comprenant la médecine légale, la police médicale, la responsabilité des médecins, chirurgiens, pharmaciens, etc.; l'exposé et la discussion des lois, ordonnances, règlements et instructions concernant l'art de guérir, appuyé des jugements des cours et des tribunaux, par A. TRÉBUCHET, chef du bureau de la police médicale à la Préfecture de police. Paris, 1834, 1 fort vol. in-8. *Au lieu de* 9 fr. 3 fr.

TRÉLAT. Recherches historiques sur la folie, par U. Trélat, médecin de l'hospice de la Salpêtrière. Paris, 1839, in-8. 3 fr.

TRIPIER. Manuel d'électrothérapie. Exposé pratique et critique des applications médicales et chirurgicales de l'électricité, par le docteur Aug. Tripier. Paris, 1861, 1 vol. in-18 jésus, avec 89 figures. 6 fr.

TRIQUET. Traité pratique des maladies de l'oreille, par le docteur E. H. Triquet, chirurgien et fondateur du Dispensaire pour les maladies de l'oreille, ancien interne lauréat des hôpitaux de Paris, etc. Paris, 1857, 1 vol. in-8, avec 26 figures. 7 fr. 50

Cet ouvrage est la reproduction des leçons que M. Triquet professe chaque année à l'Ecole pratique de médecine. Ces leçons reçoivent chaque jour leur sanction à la clinique de son dispensaire, en présence des élèves et des jeunes médecins qui désirent se familiariser avec l'étude pratique des maladies de l'oreille.

TROUSSEAU. Clinique médicale de l'Hôtel-Dieu de Paris, par A. Trousseau, professeur de clinique interne à la Faculté de médecine de Paris, médecin de l'Hôtel-Dieu, membre de l'Académie de médecine. Paris, 1861-1862, 2 vol. in-8 de 800 pages. 20 fr.
Séparément, t. II, in-8. 10 fr.

TROUSSEAU et BELLOC. Traité pratique de la phthisie laryngée, de la laryngite chronique et des maladies de la voix, par A. Trousseau, et H. Belloc, D. M. P. *Ouvrage couronné par l'Académie de médecine.* Paris, 1837, in-8, accompagné de 9 planches gravées. 7 fr.
Le même, figures coloriées. 12 fr.

TURCK. Méthode pratique de laryngoscopie, par le docteur L. Turck, médecin en chef de l'hôpital général de Vienne. Édition française publiée avec le concours de l'auteur. Paris, 1861, in-8 de 80 pages, accompagné d'une planche lithographiée et de 29 figures. 3 fr. 50

VALLEIX. Guide du médecin praticien, ou Résumé général de pathologie interne et de thérapeutique appliquées, par F. L. I. Valleix, médecin de l'hôpital de la Pitié. *Quatrième édition*, revue, augmentée, et contenant le résumé des travaux les plus récents, par les docteurs V. A. Racle, médecin des hôpitaux de Paris, et Paul Lorain, médecin des hôpitaux. Paris, 1860-1861, 5 beaux vol. gr. in-8 de chacun 750 pages. 45 fr.

VALLEIX. Clinique des maladies des enfants nouveau-nés, par F. L. I. Valleix. Paris, 1838, 1 vol. in-8, avec 2 planches gravées et coloriées, représentant le céphalématome *sous-péricrânien* et son mode de formation. 8 fr. 50

VALLEIX. Traité des névralgies ou affections douloureuses des nerfs, par L. F. I. Valleix. *Ouvrage auquel l'Académie de médecine accorda le prix Itard comme l'un des plus utiles à la pratique.* Paris, 1841, in-8. 8 fr.

VELPEAU (A. A.). Embryologie ou Ovologie humaine, contenant l'histoire descriptive et iconographique de l'œuf humain. Paris, 1833, 1 vol. in-folio, accompagné de 15 planches dessinées d'après nature. Au lieu de 25 fr. 6 fr.

VELPEAU. Nouveaux éléments de médecine opératoire, par A. A. Velpeau, membre de l'Institut, chirurgien de l'hôpital de la Charité, professeur de clinique chirurgicale à la Faculté de médecine de Paris.

Deuxième édition, entièrement refondue et augmentée d'un Traité de petite chirurgie. Paris, 1839, 4 forts vol. in-8 de 800 pages, avec 191 planches et atlas in-4 de 22 planches in-4 gravées, représentant les principaux procédés opératoires et un grand nombre d'instruments de chirurgie. 40 fr.

Le même, planches coloriées. 60 fr.

VELPEAU. **Du diagnostic et de la curabilité du cancer.** Paris, 1855, in-8. 1 fr. 50

VELPEAU. **Traité complet d'anatomie chirurgicale,** générale et topographique du corps humain, ou Anatomie considérée dans ses rapports avec la pathologie chirurgicale et la médecine opératoire. *Troisième édition,* entièrement refondue et augmentée en particulier de tout ce qui concerne les travaux modernes sur les aponévroses, par A. A. VELPEAU. Paris, 1837, 2 forts vol. in-8, avec atlas de 17 planches in-4 gravées. 20 fr.

VERNOIS. **Traité pratique d'hygiène industrielle et administrative,** comprenant l'étude des établissements insalubres, dangereux et incommodes. Paris, 1860, 2 forts vol. in-8 de chacun 700 p. 16 fr.

VIDAL. **Traité de pathologie externe et de médecine opératoire,** avec des Résumés d'anatomie des tissus et des régions, par A. VIDAL (de Cassis), chirurgien de l'hôpital du Midi, professeur agrégé à la Faculté de médecine de Paris. *Cinquième édition*, revue, corrigée, avec des additions et des notes par le docteur FANO, professeur agrégé à la Faculté de médecine de Paris. Paris, 1861, 5 vol. in-8 de 800 pages, avec 761 fig. 40 fr.

VIMONT. **Traité de phrénologie** humaine et comparée, par le docteur J. VIMONT, membre de la Société phrénologique de Paris et de Londres, 2 vol. grand in-4, accompagnés d'un magnifique atlas in-folio de 134 planches, contenant plus de 700 figures. Au lieu de 450 fr. 150 fr.

VOILLEMIER. **Clinique chirurgicale,** par L. VOILLEMIER, chirurgien de l'hôpital Lariboisière, professeur agrégé à la Faculté de médecine. Paris, 1861, in-8 de XII-472 pages, avec 2 planches lithographiées. 6 fr.

VOISIN. **De l'hématocèle rétro-utérine** et des épanchements sanguins non enkystés de la cavité péritonéale du petit bassin considérés comme accidents de la menstruation, par le docteur Auguste VOISIN, ancien interne des hôpitaux de Paris, membre de la Société de médecine de la Seine, de la Société anatomique, de la Société médicale d'observation. Paris, 1860, 1 vol. in-8 de 376 pages avec une planche. 4 fr. 50

WOILLEZ. **Dictionnaire de diagnostic médical,** comprenant le diagnostic raisonné de chaque maladie, leurs signes, les méthodes d'exploration et l'étude du diagnostic par organe et par région, par E. J. WOILLEZ, médecin des hôpitaux de Paris. Paris, 1861, in-8 de 932 pages. 11 fr.

ZAMBACO. **Des affections nerveuses syphilitiques,** par le docteur D. A. ZAMBACO, ancien chef de clinique et interne des hôpitaux, etc. *Ouvrage couronné par l'Académie impériale de médecine.* Paris, 1862, in-8 de 596 pages. 7 fr.

CORBEIL, TYP. ET STÉR. DE CRÉTÉ.

FLOURENS (P.). **Cours de physiologie comparée**. De l'Ontologie ou étude des êtres. Leçons professées au Muséum d'histoire naturelle, recueillies et rédigées par CH. ROUX, revues par le professeur. Paris, 1856, in-8. *Au lieu de* 3 fr. 50. 1 fr. 50

FLOURENS. **Mémoires d'anatomie et de physiologie comparées**, contenant des recherches sur : 1° les lois de la symétrie dans le règne animal ; 2° le mécanisme de la rumination ; 3° le mécanisme de la respiration des poissons; 4° les rapports des extrémités antérieures et postérieures dans l'homme, les quadrupèdes et les oiseaux. Paris, 1844, grand in-4, avec 8 planches gravées et coloriées. *Au lieu de* 18 fr. 9 fr.

FLOURENS. **Théorie expérimentale de la formation des os**. Paris, 1847, in-8, avec 7 pl. gravées. *Au lieu de* 7 fr. 50. 3 fr.

FLOURENS. **Histoire de la découverte de la circulation du sang**, par P. FLOURENS. Paris, 1854, in-12. *Au lieu de* 3 fr. 1 fr.

FONSSAGRIVES. **Traité d'hygiène navale**, ou De l'influence des conditions physiques et morales dans lesquelles l'homme de mer est appelé à vivre, et des moyens de conserver sa santé, par le docteur J. B. FONSSAGRIVES, professeur à l'École de médecine navale de Brest. Paris, 1856, in-8 de 800 pages, avec 57 figures. 10 fr.

Cet ouvrage, qui comble une importante lacune dans nos traités d'hygiène professionnelle, est divisé en six livres. — Livre Ier. Le navire étudié dans ses matériaux de construction, ses approvisionnements, ses chargements et sa topographie. — Livre II. L'homme de mer envisagé dans ses conditions de recrutement, de profession, de travaux, de mœurs, d'hygiène personnelle, etc. Livre III. Influences qui dérivent de l'habitation nautique, mouvement du bâtiment, atmosphère, encombrement, moyens d'assainissement du navire; et hygiène comparative des diverses sortes de bâtiments. — Livre IV. Influences extérieures aux navires, c'est-à-dire influences pélagiennes, climatériques et sidérales, et hygiène des climats excessifs. — Livre V. Bromatologie nautique : eaux potables, eau distillée, boissons alcooliques, aromatiques, acidules ; aliments exotiques. Parmi ces derniers, ceux qui présentent des propriétés vénéneuses permanentes ou accidentelles sont étudiés avec le plus grand soin. — Livre VI. Influences morales, c'est-à-dire régime moral, disciplinaire et religieux de l'homme de mer.

FONSSAGRIVES. **Hygiène alimentaire des malades, des convalescents et des valétudinaires**, ou du Régime envisagé comme moyen thérapeutique, par le docteur J. B. FONSSAGRIVES, médecin en chef de la marine, professeur de thérapeutique générale à l'École de médecine de Brest, etc. Paris, 1861, 1 vol. in-8 de 660 pages. 8 fr.

FORGET. **Traité de l'entérite folliculeuse** (fièvre typhoïde), par C. P. FORGET, professeur de clinique médicale à la Faculté de Strasbourg. Paris, 1841, in-8 de 850 pages. *Au lieu de* 9 fr. 3 fr.

FORTHOMME. **Traité élémentaire de physique expérimentale et appliquée**, par C. FORTHOMME, ancien élève de l'École normale supérieure, agrégé des sciences physiques, docteur ès-ciences, professeur de physique au lycée de Nancy. Paris, 1860-1861, 2 vol. in-12, avec 16 pl. comprenant 970 figures. 7 fr.

FRANK. **Traité de médecine pratique** de J. P. FRANK, traduit du latin par J. M. C. GOUDAREAU. *Nouvelle édition*, revue et corrigée, augmentée des Observations et Réflexions pratiques contenues dans les **Interpretationes clinicæ**, et précédée d'une *Introduction* par F. J. DOUBLE, membre de l'Institut, de l'Académie impériale de médecine, etc. Paris, 1842, 2 forts vol. grand in-8 à 2 colonnes. 24 fr.

Le *Traité de médecine pratique* de J. P. Frank, résultat de cinquante années d'observations et d'enseignement public dans les chaires de clinique des Universités de Pavie, Vienne et Wilna, a été composé, pour ainsi dire, au lit du malade. Dès son apparition, il a pris rang parmi les livres qui doivent composer la bibliothèque du médecin praticien, à côté des œuvres de Sydenham, de Baillou, de Van Swieten, de Stoll, de De Haen, de Cullen, de Borsieri, etc.

FRÉGIER. **Des classes dangereuses de la population dans les grandes villes,** et des moyens de les rendre meilleures, par A. FRÉGIER, chef de bureau à la préfecture de la Seine. Ouvrage récompensé en 1838 par l'Institut de France (Académie des sciences morales et politiques). Paris, 1840, 2 vol. in-8. 14 fr.

FRERICHS. **Traité pratique des maladies du foie,** par Th. FRERICHS, professeur à l'Université de Berlin, traduit de l'allemand par les docteurs DUMENIL et PELLAGOT. Édition revue et corrigée par l'auteur. Paris, 1862, 1 vol. in-8 de 774 pages, avec 86 figures. 11 fr.

FURNARI. **Traité pratique des maladies des yeux,** contenant : 1° l'histoire de l'ophthalmologie ; 2° l'exposition et le traitement raisonné de toutes les maladies de l'œil et de ses annexes ; 3° l'indication des moyens hygiéniques pour préserver l'œil de l'action nuisible des agents physiques et chimiques mis en usage dans les diverses professions ; 4° les nouveaux procédés et les instruments pour la guérison du strabisme; 5° des instructions pour l'emploi des lunettes et l'application de l'œil artificiel; suivi de conseils hygiéniques et thérapeutiques sur les maladies des yeux. Paris, 1841, in-8, avec 4 planches. 6 fr.

GALIEN. **Œuvres anatomiques, physiologiques et médicales de Galien,** traduites sur les textes imprimés et manuscrits, accompagnées de sommaires, de notes et de figures; par le docteur CH. DAREMBERG, bibliothécaire à la bibliothèque Mazarine. Paris, 1854-1856, 2 v. gr. in-8 de 800 pages. Prix de chacun. 10 fr.

Cette importante publication comprend : I. Que le bon médecin est philosophe. — II Exhortation à l'étude des arts. — III. Que les mœurs de l'âme sont la conséquence des tempéraments du corps. — IV. Des habitudes. — V. De l'utilité des parties du corps humain. — VI. Des facultés naturelles. — VII. Du mouvement des muscles. — VIII. Des sectes, aux étudiants.— IX. De la meilleure Secte, à Thrasybule.— X. Des lieux affectés. — XI. De la méthode thérapeutique, à Glaucon.

GALL. **Sur les fonctions du cerveau** et sur celles de chacune de ses parties, avec des observations sur la possibilité de reconnaître les instincts, les penchants ou les dispositions morales et intellectuelles des hommes et des animaux, par la configuration de leur cerveau et de leur tête, par le docteur F. J. GALL. Paris, 1825, 6 forts vol. in-8. 42 fr.

GALL et SPURZHEIM. **Anatomie et physiologie du système nerveux en général, et du cerveau en particulier,** par les docteurs Fr. GALL et SPURZHEIM. 4 vol. grand in-folio, avec atlas de 100 planches gravées. Cartonnés. *Au lieu de* 800 fr. 150 fr.

Le même. 4 vol in-4, avec atlas in-folio de 100 planches gravées. Cartonnés. *Au lieu de* 400 fr. 120 fr.

Il ne reste que peu d'exemplaires.

GEOFFROY SAINT-HILAIRE. **Histoire générale et particulière des anomalies de l'organisation chez l'homme et les animaux,** ouvrage comprenant des recherches sur les caractères, la classification, l'influence physiologique et pathologique, les rapports généraux, les lois et causes des **Monstruosités,** des variétés et vices de conformation ou *Traité de tératologie*, par Isid. GEOFFROY SAINT-HILAIRE, professeur au Muséum d'histoire naturelle, membre de l'Institut. Paris, 1832-1836, 3 vol. in-8 et atlas de 20 planches. 27 fr.

— Séparément les tomes II et III. 16 fr.

GERDY. Traité des bandages, des pansements et de leurs appareils, par le docteur P. N. Gerdy, professeur à la Faculté de médecine de Paris, chirurgien de l'hôpital de la Charité, etc. Paris, 1837-1839, 2 vol. in-8 et atlas de 20 planches in-4. *Au lieu de* 18 fr. 6 fr.

GERVAIS et VAN BENEDEN. Zoologie médicale. Exposé méthodique du règne animal basé sur l'anatomie, l'embryogénie et la paléontologie, comprenant la description des espèces employées en médecine, de celles qui sont vénimeuses et de celles qui sont parasites de l'homme et des animaux, par P. Gervais, professeur à la Faculté des sciences de Montpellier, et P. J. Van Beneden, professeur à l'Université de Louvain. Paris, 1859, 2 vol. in-8 avec figures. 15 fr.

GODRON. De l'espèce et des races dans les êtres organisés, et spécialement de l'unité de l'espèce humaine, par D. A. Godron, docteur ès-ciences, professeur à la Faculté des sciences de Nancy. Paris, 1859, 2 vol. in-8. 12 fr.

GUIBOURT. Pharmacopée raisonnée, ou Traité de pharmacie pratique et théorique, par N. E. Henry et J. B. Guibourt. *Troisième édition*, revue et considérablement augmentée, par J. B. Guibourt, professeur à l'École de pharmacie, membre de l'Académie impériale de médecine. Paris, 1847, in-8 de 800 pages à deux colonnes, avec 22 planches. 8 fr.

GUIBOURT. Histoire naturelle des drogues simples, ou Cours d'histoire naturelle professé à l'École de pharmacie de Paris, par J. B. Guibourt, professeur à l'École de pharmacie, membre de l'Académie impériale de médecine. *Quatrième édition*, corrigée et considérablement augmentée. Paris, 1849-1851, 4 forts vol. in-8, avec 800 figures. 30 fr.

L'histoire des minéraux a reçu une très-grande extension. Le tome Ier tout entier est consacré à la *Minéralogie*, et forme un traité complet de cette science considérée dans ses applications aux arts et à la pharmacie. Les tomes II et III comprennent la *Botanique* ou l'Histoire des végétaux. Le tome IV comprend la *Zoologie* ou l'Histoire des animaux et de leurs produits; il est terminé par une *Table générale alphabétique* très-étendue. Une addition importante est celle de plus de 800 figures intercalées dans le texte, toutes exécutées avec le plus grand soin.

GUIBOURT. Manuel légal des pharmaciens et des élèves en pharmacie, ou Recueil des lois, arrêtés, règlements et instructions concernant l'enseignement, les études et l'exercice de la pharmacie, et comprenant le programme des cours de l'École de pharmacie de Paris, par N. J. B. G. Guibourt, professeur secrétaire de l'École de pharmacie de Paris, etc, Paris, 1852, 1 vol. in-12 de 230 pages. 2 fr.

GUILLOT. Exposition anatomique de l'organisation du centre nerveux dans les quatre classes d'animaux vertébrés, par Nat. Guillot, médecin de l'hôpital Necker, professeur à la Faculté de médecine de Paris. *Ouvrage couronné par l'Académie royale des sciences de Bruxelles.* Paris, 1844, in-4 de 370 pages, avec 18 planches contenant 244 figures. *Au lieu de* 16 fr. 6 fr.

HATIN. Petit traité de médecine opératoire et Recueil de formules à l'usage des sages-femmes, par J. Hatin. *Deuxième édition*, revue et augmentée. Paris, 1837, in-18, avec 3 planches. 2 fr. 50

HEIDENHAIN et EHRENBERG. Exposition des méthodes hydriatiques de Priesnitz, dans les diverses espèces de maladies, considérées en elles-mêmes et comparées avec celles de la médecine allopathique, par les docteurs H. HEIDENHAIN et EHRENBERG. Paris, 1842, in-18. Au lieu de 3 fr. 50. 1 fr. 50

HERPIN. Du pronostic et du traitement curatif de l'épilepsie, par Th. HERPIN, docteur en médecine de la Faculté de Paris et de Genève, lauréat de la Faculté de médecine de Paris, etc. *Ouvrage couronné par l'Institut de France.* Paris, 1852, 1 vol. in-8 de 650 pages. 7 fr. 50

HIFFELSHEIM. Des applications médicales de la pile de Volta, précédées d'un exposé critique des différentes méthodes d'électrisation, par le docteur HIFFELSHEIM, lauréat de l'Institut, membre de la Société de biologie. Paris, 1861, in-8 de 152 pages. 3 fr.

HIPPOCRATE. Œuvres complètes, traduction nouvelle, avec le texte grec en regard, collationné sur les manuscrits et toutes les éditions; accompagnée d'une introduction, de commentaires médicaux, de variantes et de notes philologiques; suivie d'une table générale des matières, par E. LITTRÉ, membre de l'Institut de France. *Ouvrage complet.* Paris, 1839-1861, 10 forts vol. in-8 de 700 pages chacun. 100 fr.

Les derniers volumes se vendent séparément. Prix de chaque vol. 10 fr.

Il a été tiré quelques exemplaires sur jésus vélin. Prix de chaq. vol. 20 fr.

Tome I. Préface (16 p.). — Introduction (554 p.). — De l'ancienne médecine (83 p.).

Tome II. Avertissement (56 p.). — Traité des airs, des eaux et des lieux (93 p.). — Le pronostic (100 p.). — Du régime dans les maladies aiguës (337 p.). — Des épidémies, livre I (590 p.).

Tome III. Avertissement (46 p.). — Des épidémies, livre III (149 p.). — Des plaies de tête (211 p.). — De l'office du médecin (76 p.). — Des fractures (224 p.).

Tome IV. Des articulations (327 p.). — Le mochlique (68 p.). — Aphorismes (150 p.). — Le serment (20 p.). — La loi (20 p.).

Tome V. Des épidémies, livres II, IV, V, VI, VII (469 p.). — Des humeurs (35 p.). — Les Prorrhétiques, livre I (71 p.). — Prénotions coaques (161 p.).

Tome VI. De l'art (28 p.). — De la nature de l'homme (31 p.). — Du régime salutaire (27 p.). — Des vents (29 p.). — De l'usage des liquides (22 p.). — Des maladies (68 p.). — Des affections (67 p.). — Des lieux dans l'homme (40 p.).

Tome VII. Des maladies, livres II, III (162 p.). — Des affections internes (140 p.). — De la nature de la femme (50 p.). — Du fœtus à 7, 8 et 9 mois. De la génération. De la nature de l'enfant (80 p.). — Des maladies, livre IV (76 p.), etc.

Tome VIII. Maladies des femmes, des jeunes filles, de la superfétation, de l'anatomie, de la dentition, des glandes des chairs, des semaines, etc.

Tome IX. Prorrhétique, liv. II (75 p.). — Du cœur (18 p.). — De l'aliment (28 p.). — De la vision (40 p.). — De la nature des os (20 p.). — Du médecin (24 p.). — De la bienséance (24 p.). — Préceptes (28 p.). — Des crises; des jours critiques; lettres, décrets et harangues; appendice; autre et meilleur texte latin du Traité des semaines.

Tome X. Dernier coup d'œil et dernières remarques; appendice; table des Traités; table alphabétique des matières, des noms propres et des noms de lieux (381 p.).

HIPPOCRATE. Aphorismes, traduits en français, avec le texte en regard, accompagnés d'un argument et de notes, par E. LITTRÉ, membre de l'Institut de France. Paris, 1844, grand in-18. 3 fr.

HOEFER. Nomenclature et classifications chimiques, suivies d'un LEXIQUE historique et synonymique comprenant les noms anciens, les formules, les noms nouveaux, les noms de l'auteur et la date de la découverte des principaux produits de la chimie. Paris, 1845, 1 vol. in-12 avec tableaux. *Au lieu de* 3 fr. 1 fr. 50

HUBERT VALLEROUX. Mémoire sur le catarrhe de l'oreille et sur la surdité qui en est la suite, avec l'indication d'un nouveau mode de traitement, appuyé d'observations pratiques. *Deuxième édition*, augmentée. Paris, 1845, in-8. *Au lieu de* 2 fr. 50. 1 fr.

HUNTER. Œuvres complètes, traduites de l'anglais sur l'édition de J. Palmer, par le docteur G. RICHELOT. Paris, 1843, 4 forts vol. in-8, avec atlas in-4 de 64 planches. 40 fr.

Cet ouvrage comprend : Tome I. Vie de Hunter ; Leçons de chirurgie. — Tome II. Traité des dents, avec notes, par Ch. Bell et J. Oudet ; Traité de la syphilis, annoté par le docteur Ph. Ricord. — Tome III. Traité du sang, de l'inflammation et des plaies par armes à feu ; phlébite, anévrismes. — Tome IV. Observations sur certaines parties de l'économie animale ; Mémoires d'anatomie, de physiologie, d'anatomie comparée et de zoologie, annotés par R. Owen.

HUNTER. Traité de la maladie vénérienne, par J. HUNTER, traduit de l'anglais par G. RICHELOT, avec des notes et des additions, par le docteur Ph. RICORD, chirurgien de l'hospice des Vénériens. *Troisième édition*, revue, corrigée et augmentée. Paris, 1859, in-8 de 800 pages, avec 9 planches. 9 fr.

Parmi les nombreuses additions de M. Ricord, nous citerons seulement les suivantes : L'inoculation de la syphilis. — Différence d'identité entre la blennorhagie et le chancre. — Des affections des testicules à la suite de la blennorrhagie. — De la blennorrhagie chez la femme. — Du traitement de la gonorrhée et de l'épididymite. — Des écoulements à l'état chronique. — Des rétrécissements de l'urètre comme effet de la gonorrhée. — De la cautérisation. — Des bougies. — Des fausses routes de l'urètre. — Des fistules urinaires. — De l'ulcère syphilitique primitif et du chancre. — Traitement du chancre, de son mode et de son pansement. — Du phimosis. — Des ulcères phagédéniques. — Des végétations syphilitiques. — Du bubon et de son traitement. — Sur les affections vénériennes de la gorge. — De la syphilis constitutionnelle. — Sur les accidents tertiaires et secondaires de la syphilis. — Des éruptions syphilitiques, de leurs formes, de leurs variétés et de leur traitement. — De la prophylaxie de la syphilis.

ITARD. Traité des maladies de l'oreille et de l'audition, par J. M. ITARD, médecin de l'institution des Sourds-Muets de Paris. *Deuxième édition*, considérablement augmentée et publiée par les soins de l'Académie de médecine. Paris, 1842, 2 vol. in-8 avec planches. 14 fr.

Indépendamment des nombreuses additions et de la révision générale, cette seconde édition a été augmentée de deux Mémoires importants, savoir : 1° Mémoire sur le mutisme produit par les lésions des fonctions intellectuelles ; 2° de l'éducation d'un homme sauvage, ou des premiers développements physiques et moraux du jeune sauvage de l'Aveyron.

JOBERT. Traité de chirurgie plastique, par le docteur JOBERT (de Lamballe), chirurgien de l'Hôtel-Dieu, professeur de la Faculté de médecine, membre de l'Académie impériale de médecine, etc. Paris, 1849, 2 vol. in-8, et atlas de 18 pl. in-folio grav. et col. d'après nature. 50 fr.

JOBERT. Traité des fistules vésico-utérines, vesico-utéro-vaginales, entéro-vaginales et recto-vaginales, par le docteur JOBERT (de Lamballe), chirurgien de l'Hôtel-Dieu. Paris, 1852, in-8, avec 10 figures intercalées dans le texte. 7 fr. 50

Ouvrage *faisant suite et servant de Complément* au TRAITÉ DE CHIRURGIE PLASTIQUE.

JOURDAN. Pharmacopée universelle, ou Conspectus des pharmacopées d'Amsterdam, Anvers, Dublin, Édimbourg, Ferrare, Genève, Grèce, Hambourg, Londres, Oldenbourg, Parme, Sleswig, Strasbourg, Turin, Wurzbourg ; américaine, autrichienne, batave, belge, danoise, espagnole, finlandaise, française, hanovrienne, hessoise, polonaise, portugaise, prussienne, russe, sarde, saxonne, suédoise et wurtembergeoise ; des dispensaires de Brunswick, de Fulde, de la Lippe et du Palatinat ; des Pharmacopées militaires de Danemark, de France, de Prusse, de Wurzbourg, des Formulaires et Pharmacopées d'Ammon, Augustin, Béral, Bories, Brera,

Brugnatelli, Cadet de Gassicourt, Cottereau, Cox, Ellis, Foy, Giordano, Guibourt, Hufeland, Magendie, Phœbus, Piderit, Pierquin, Radius, Ratier, Saunders, Schubarth, Sainte-Marie, Soubeiran, Spielmann, Swediaur, Taddei et Van Mons; ouvrage contenant les caractères essentiels et la synonymie de toutes les substances citées dans ces recueils, avec l'indication, à chaque préparation, de ceux qui l'ont adoptée, des procédés divers recommandés pour l'exécuter, des variantes qu'elle présente dans les différents Formulaires, des noms officinaux sous lesquels on la désigne dans divers pays, et des doses auxquelles on l'administre, et précédé de Tableaux présentant la concordance des divers poids médicinaux de l'Europe entre eux et avec le système décimal; par A. J. L. JOURDAN, membre de l'Académie impériale de médecine. *Deuxième édition*, entièrement refondue et considérablement augmentée. Paris, 1840, 2 forts vol. in-8 de chacun près de 800 pages, à deux colonnes. *Au lieu de* 25 fr. 15 fr.

LALLEMAND. Des pertes séminales involontaires, par F. LALLEMAND, professeur à la Faculté de médecine de Montpellier, membre de l'Institut. Paris, 1836-1842, 3 vol. in-8, publiés en 5 parties. 25 fr.

On peut se procurer séparément le tome II, en deux parties. 9 fr.

Le tome III, 1842, in-8. 7 fr.

LAMARCK. Histoire naturelle des animaux sans vertèbres, présentant les caractères généraux et particuliers de ces animaux, leur distribution, leurs classes, leurs familles, leurs genres et la citation synonymique des principales espèces qui s'y rapportent, précédée d'une Introduction offrant la détermination des caractères essentiels de l'animal, sa distinction du végétal et des autres corps naturels, enfin, l'exposition des principes fondamentaux de la zoologie; par J. B. P. A. DE LAMARCK, membre de l'Institut, professeur au Muséum d'histoire naturelle. *Deuxième édition*, revue et augmentée de notes présentant les faits nouveaux dont la science s'est enrichie jusqu'à ce jour; par MM. G. P. DESHAYES et MILNE-EDWARDS. Paris, 1835-1845, 11 forts vol. in-8. 88 fr.

Cet ouvrage est distribué ainsi : Tome I, Introduction, Infusoires; — Tome II, Polypiers; — Tome III, Radiaires, Tuniciers, Vers, organisation des insectes; — Tome IV, Insectes; — Tome V, Arachnides, Crustacés, Annélides, Cirrhypèdes; — Tomes VI, VII, VIII, IX, X, XI, Histoire des Mollusques.

Dans cette nouvelle édition, M. DESHAYES s'est chargé de revoir et de compléter l'Introduction, l'Histoire des Mollusques et des Coquilles; M. MILNE-EDWARDS, les Infusoires, les Polypiers, les Zoophytes, l'organisation des insectes, les Arachnides, les Crustacés, les Annélides, les Cirrhipèdes; M. F. DUJARDIN, les Radiaires, les Échinodermes et les Tuniciers; M. NORDMANN (de Berlin), les Vers, etc.

LAMOTTE (MARTIAL). **Catalogue des plantes vasculaires de l'Europe centrale,** comprenant la France, la Suisse, l'Allemagne. Paris, 1847, in-8 de 104 pages, petit texte à deux colonnes. 2 fr. 50

LANDOUZY. De la pellagre sporadique, par H. LANDOUZY, professeur de clinique interne et directeur de l'école de médecine de Reims. Paris, 1860-1861, 2 parties, grand in-8. 4 fr. 50

LANGLEBERT. Guide pratique, scientifique et administratif de l'étudiant en médecine, ou Conseils aux élèves sur la direction qu'ils doivent donner à leurs etudes, suivi des règlements universitaires relatifs à l'enseignement de la médecine dans les Facultés, les Écoles préparatoires, et des conditions d'admission dans le service de santé de l'armée et de la marine. *Deuxième édition*, corrigée et augmentée. Paris, 1852. 1 beau vol. in-18 de 340 pages. 2 fr. 50

Dans la première partie, M. Langlebert prend l'élève à partir du baccalauréat ès-sciences inclusivement, et il le conduit par la longue série des études et des examens jusqu'au doctorat. Il lui indique les cours officiels ou particuliers qu'il doit fréquenter, les livres qu'il doit lire ou consulter ; de plus, à chacune de ces indications, M. Langlebert ajoute une appréciation des hommes et des choses qu'elle comporte.

La deuxième partie est consacrée à l'exposition des Règlements et Ordonnances relatives à l'étude de la médecine actuellement en vigueur; il fait connaître le personnel et l'enseignement des Facultés de Montpellier et de Strasbourg, et des écoles préparatoires, etc., etc.

LEBERT. Traité d'anatomie pathologique générale et spéciale, ou Description et iconographie pathologique des altérations morbides, tant liquides que solides, observées dans le corps humain, par H. Lebert, professeur de clinique médicale à l'Université de Breslau, membre des Sociétés anatomique, de biologie, de chirurgie et médicale d'observation de Paris, etc. Paris, 1855-1861, 2 vol. in-folio de texte et 2 vol. contenant 200 planches, dessinées d'après nature, gravées et coloriées. 615 fr.

Ouvrage complet. Il a été publié en 41 livraisons, composées chacune de 30 à 40 pages de texte sur beau papier vélin et de 5 planches in-folio gravées et coloriées. On peut encore souscrire en retirant une ou plusieurs livraisons à la fois. Prix de chaque livraison. 15 fr.

Cet ouvrage est le fruit de douze années d'observations dans les nombreux hôpitaux de Paris. Aidé du bienveillant concours des médecins et des chirurgiens de ces établissements ; trouvant aussi des matériaux précieux et une source féconde dans les communications et les discussions des Sociétés anatomique, de biologie, de chirurgie et médicale d'observation, M. Lebert réunissait tous les éléments pour entreprendre un travail aussi considérable. Placé maintenant à la tête du service médical d'un grand hôpital à Breslau, dans les salles duquel il a constamment cent malades, l'auteur continue à recueillir des faits pour cet ouvrage, vérifie et contrôle les résultats de son observation dans les hôpitaux de Paris par celle des faits nouveaux à mesure qu'ils se produisent sous ses yeux.

LEBERT. Physiologie pathologique, ou Recherches cliniques, expérimentales et microscopiques sur l'inflammation, la tuberculisation, les tumeurs, la formation du cal, etc., par le docteur H. Lebert, professeur à l'Université de Breslau. Paris, 1845, 2 vol. in-8, avec atlas, de 22 pl. gravées. 23 fr.

Dans la première Partie, l'auteur traite de l'Inflammation dans tous les organes, avec les terminaisons diverses et les modifications que lui impriment les différentes parties dans lesquelles on l'observe. — Dans la deuxième Partie, il examine la Tuberculisation. — Dans la troisième Partie sont consignées les recherches sur les Tumeurs homœomorphes et hétéromorphes. — L'ouvrage est terminé par quatre Mémoires : 1° sur la formation du cal ; 2° sur les productions végétales que l'on rencontre dans la teigne; 3° sur les hydatiques du foie renfermant des échinocoques ; 4° sur la théorie cellulaire et la formation des parties élémentaires qui constituent nos organes à l'état normal et à l'état pathologique.

LEBERT. Traité pratique des maladies scrofuleuses et tuberculeuses, par le docteur H. Lebert. *Ouvrage couronné par l'Académie impériale de médecine*. Paris, 1849, 1 vol. in-8 de 820 pages. 9 fr.

LEBERT. Traité pratique des maladies cancéreuses et des affections curables confondues avec le cancer, par le docteur H. Lebert. Paris, 1851, 1 vol. in-8 de 892 pages. 9 fr.

LECANU. Cours complet de pharmacie, par L. R. Lecanu, professeur à l'École de pharmacie, membre de l'Académie impériale de médecine. Paris, 1842, 2 vol. in-8. 14 fr.

LECANU. Eléments de géologie, par L. R. Lecanu. *Seconde édition*, revue et corrigée. Paris, 1857, 1 vol. in-18 jésus. 3 fr.

LECOQ. Eléments de géographie physique et de météorologie, ou Résumé des notions acquises sur les grandes lois de la nature, servant d'introduction à l'étude de la géologie, par H. Lecoq, professeur d'histoire naturelle à la faculté des sciences de Clermont-Ferrand. Paris, 1836, 1 fort vol. in-8, avec 4 planches gravées. *Au lieu de* 9 fr. 3 fr.

LECOQ. Eléments de géologie et d'hydrographie, ou Résumé des notions acquises sur les grandes lois de la nature, faisant suite et servant de complément aux Élémens de géographie physique et de météorologie, par H. Lecoq. Paris, 1838, 2 forts vol. in-8, avec 8 planches gravées. *Au lieu de* 15 fr. 5 fr.

LECOQ et JUILLET. Dictionnaire raisonné des termes de botanique et des familles naturelles, contenant l'étymologie et la description détaillée de tous les organes, leur synonymie et la définition des adjectifs qui servent à les décrire; suivi d'un vocabulaire des termes grecs et latins les plus généralement employés dans la glossologie botanique, par H. Lecoq et Juillet. Paris, 1831, 1 vol. in-8. *Au lieu de* 9 fr. 3 fr.

LEFÈVRE. Recherches sur les causes de la colique sèche observée sur les navires de guerre français, particulièrement dans les régions équatoriales, et sur les moyens d'en prévenir le développement, par M. A. Lefèvre, directeur du service de santé de la marine au port de Brest. Paris, 1859, in-8 de 312 pages. 4 fr. 50

LEGENDRE. Anatomie chirurgicale homolographique, ou Descriptions et figures des principales régions du corps humain, représentées de grandeur naturelle et d'après des sections-plans faites sur des cadavres congelés, par le docteur E. Q. Legendre, prosecteur de l'amphithéâtre des hôpitaux, lauréat de l'Institut de France. Paris, 1858, 1 vol. in-folio de 24 planches dessinées et lithographiées par l'auteur, avec un texte descriptif et raisonné. 20 fr.

LEGENDRE. De la chute de l'utérus. Paris, 1860, in-8, avec 8 pl. dessinees d'après nature. 3 fr. 50

LÉLUT. L'Amulette de Pascal, pour servir à l'histoire des hallucinations, par F. Lelut, membre de l'Institut. Paris, 1846, in-8. 6 fr.

Cet ouvrage fixera tout à la fois l'attention des médecins et des philosophes ; l'auteur suit Pascal dans toutes les phases de sa vie, la précocité de son génie, sa première maladie, sa nature nerveuse et mélancolique, ses croyances aux miracles et à la diablerie, l'histoire de l'accident du pont de Neuilly et les hallucinations qui en sont la suite. Pascal compose les *Provinciales*, les *Pensées ;* ses relations dans le monde, sa dernière maladie, sa mort et son autopsie. M. Lélut a rattaché à l'*Amulette de Pascal* l'histoire des hallucinations de plusieurs hommes célèbres, telles que la vision de l'abbé de Brienne, le globe de feu de Benvenuto Cellini, l'Abîme imaginaire de l'abbé J. J. Boileau, etc.

LÉLUT. Du Démon de Socrate, spécimen d'une application de la science psychologique à celle de l'histoire, par F. Lélut, membre de l'Institut, médecin de l'hospice de la Salpêtrière. *Nouvelle édition*, revue, corrigée et augmentée d'une préface. Paris, 1856, in-8 de 348 pages. 3 fr. 50

LÉLUT. Qu'est-ce que la phrénologie? ou Essai sur la signification et la valeur des systèmes de psychologie en général, et de celui de Gall en particulier. Paris, 1836, in-8. *Au lieu de* 7 fr. 1 fr.

LÉLUT. De l'organe phrénologique de la destruction chez les animaux, ou Examen de cette question : Les animaux carnassiers ou féroces ont-ils, à l'endroit des tempes, le cerveau, et par suite le crâne plus large, proportionnellement à sa longueur, que ne l'ont les animaux d'une nature opposée? Paris. 1838, in-8, avec 1 pl. gravée. *Au lieu de* 2 fr. 50. 50 c.

LEMOINE. Du sommeil au point de vue physiologique et psychologique, par Albert LEMOINE, professeur de philosophie au lycée Bonaparte. *Ouvrage couronné par l'Institut de France* (Académie des sciences morales et politiques). Paris, 1855, in-12 de 410 pages. 3 fr. 50.

LEROY. Médecine maternelle, ou l'Art d'élever et de conserver les enfants, par Alphonse LEROY, professeur de la Faculté de médecine de Paris. *Seconde édition.* Paris, 1830, in-8. 6 fr.

LEURET ET GRATIOLET. Anatomie comparée du système nerveux considéré dans ses rapports avec l'intelligence, par Fr. LEURET, médecin de l'hospice de Bicêtre, et P. GRATIOLET, aide naturaliste au Muséum d'histoire naturelle. Paris, 1839-1856. *Ouvrage complet.* 2 vol. in-8, et atlas de 32 planches in-fol., dessinées d'après nature et gravées avec le plus grand soin. Figures noires. 48 fr.

Le même, figures coloriées. 96 fr.

Le tome II de cet important ouvrage, rédigé par M. GRATIOLET, comprend l'anatomie du cerveau de l'homme et des singes, des recherches nouvelles sur le développement du crâne et du cerveau, et une analyse comparée des fonctions de l'intelligence humaine; 1857, 1 vol. in-8 de 650 pages et atlas in-folio de 16 planches, et se vend séparément. Figures noires, 21 fr.

Figures coloriées. 48 fr.

LEURET. Du traitement moral de la folie, par F. LEURET, médecin en chef de l'hospice de Bicêtre. Paris, 1840, in-8. 6 fr.

LÉVY. Traité d'hygiène publique et privée, par le docteur Michel LÉVY, directeur de l'École impériale de médecine militaire de perfectionnement du Val-de-Grâce, membre de l'Académie impériale de médecine. *Quatrième édition,* revue et augmentée. Paris, 1862, 2 vol. in-8. Ensemble 1.900 pages. 18 fr.

L'ouvrage de M. Lévy est non-seulement l'expression la plus complète, la plus avancée de la science hygiénique, mais encore un livre marqué au coin de l'observation, comprenant le plus grand nombre de faits positifs sur les moyens de conserver la santé et de prolonger la vie, rempli d'idées et d'aperçus judicieux, écrit avec cette verve et cette élégante pureté de style qui depuis longtemps ont placé l'auteur parmi les écrivains les plus distingués de la médecine actuelle. Cet ouvrage est en rapport avec les progrès accomplis dans les autres branches de la médecine. La *quatrième édition* a subi une révision générale et reçu de nombreuses additions.

LIEBIG. Manuel pour l'analyse des substances organiques, par J. LIEBIG, professeur de chimie à l'Université de Munich; traduit de l'allemand par A. J. L. JOURDAN, suivi de l'Examen critique des procédés et des résultats de l'analyse des corps organisés, par F. V. RASPAIL. Paris, 1838, in-8, figures. *Au lieu de* 3 fr. 50. 1 fr.

Cet ouvrage, déjà si important pour les laboratoires de chimie, et que recommande à un si haut degré la haute réputation d'exactitude de l'auteur, acquiert un nouveau degré d'intérêt par les additions de M. Raspail.

LONDE. Nouveaux Éléments d'hygiène, par le docteur Ch. LONDE, membre de l'Académie impériale de médecine, etc. *Troisième édition,* revue, corrigée et augmentée. Paris, 1847, 2 vol. in-8. 14 fr.

LORAIN. De l'albuminurie, par Paul LORAIN, professeur agrégé de la Faculté de médecine, médecin des hôpitaux, membre de la Société de biologie. Paris, 1860, in-8. 2 fr. 50

LOUIS. Éloges lus dans les séances publiques de l'Académie royale de chirurgie de 1750 à 1792 par A. Louis, recueillis et publiés pour la première fois, au nom de l'Académie de médecine et d'après les manuscrits originaux, avec une instruction, des notes et des éclaircissements, par F. Dubois (d'Amiens), secrétaire perpétuel de l'Académie impériale de médecine. Paris, 1859, in-8 de 548 pages. 7 fr. 50

Cet ouvrage contient : Introduction historique par M. Dubois, 76 pages ; Éloges de J. L. Petit, Bassuel, Malaval, Verdier, Rœderer, Molinelli, Bertrandi, Foubert, Lecat, Ledran, Pibrac, Benomont, Morand, Van Swieten, Quesnay, Haller, Flurant, Willius, Lamartinière, Houstet, de la Faye, Bordenave, David, Faure, Caqué, Fagner, Camper, Hévin, Pipelet, et l'éloge de Louis, par P. Sue.

LOUIS. Recherches anatomiques, pathologiques et thérapeutiques sur la maladie connue sous les noms de **Fièvre typhoïde** putride, adynamique, ataxique, bilieuse, muqueuse, gastro-entérite, entérite-folliculeuse, dothinenthérite, etc., comparée avec les maladies aiguës les plus ordinaires, par P. Ch. Louis, médecin de l'Hôtel-Dieu, membre de l'Académie impériale de médecine. *Deuxième édition*, considérablement augmentée. Paris, 1843, 2 vol. in-8. 13 fr.

LOUIS. Recherches anatomiques, pathologiques et thérapeutiques sur la phthisie, par le docteur P. Ch. Louis. *Deuxième édition*, considérablement augmentée. Paris, 1843, in-8. 8 fr.

LOUIS. Examen de l'examen de Broussais, relativement à la phthisie et à l'affection typhoïde. Paris, 1834, in-8. *Au lieu de* 3 fr. 50. 1 fr.

LOUIS. Recherches sur les effets de la saignée dans quelques maladies inflammatoires, et sur l'action de l'émétique et des vésicatoires dans la pneumonie, par le docteur P. Ch. Louis. Paris, 1835, in-8, au lieu de 2 fr. 50. 1 fr.

LUCAS. Traité philosophique et physiologique de l'hérédité naturelle dans les états de santé et de maladie du système nerveux, avec l'application méthodique des lois de la procréation au traitement général des affections dont elle est le principe. — Ouvrage où la question est considérée dans ses rapports avec les lois primordiales, les théories de la génération, les causes déterminantes de la sexualité, les modifications acquises de la nature originelle des êtres et les diverses formes de névropathie et d'aliénation mentale, par le docteur Pr. Lucas. Paris, 1847-1850, 2 forts vol. in-8. 16 fr.

Le tome II et dernier. Paris, 1850, in-8 de 936 pages. 8 fr. 50

LUDOVIC-HIRSCHFELD ET LÉVEILLÉ. Névrologie, ou Description et iconographie du système nerveux et des organes des sens de l'homme, avec leur mode de préparation, par M. Ludovic-Hirschfeld, professeur d'anatomie à l'Université de Varsovie, et J. B. Léveillé, dessinateur. Paris, 1853. *Ouvrage complet*, publié en 10 livraisons, 1 beau volume in-4, composé de 400 pages de texte et de 92 planches in-4, dessinées d'après nature et lithographiées par M. Léveillé. Figures noires. 50 fr.

Figures coloriées. 100 fr.

Demi-reliure, dos de maroquin, non rogné, tranche supérieure dorée. 6 fr.

Les médecins et les étudiants trouveront dans cet ouvrage les moyens de se former aux dissections difficiles par l'exposition du meilleur mode de préparation. Il sera pour eux un guide qui leur économisera un temps précieux perdu presque toujours en tâtonnements ; ils auront dans les figures des modèles assez détaillés pour les diverses parties qu'ils désireront reproduire sur la nature humaine ; enfin il leur aplanira bien des obstacles dans l'étude si difficile et si importante du système nerveux.

MAGENDIE. Phénomènes physiques de la vie. Leçons professées au Collége de France, par M. MAGENDIE, membre de l'Institut. Paris, 1842, 4 vol. in-8. *Au lieu de* 30 fr. 5 fr.

MALGAIGNE. Traité des fractures et des luxations, par J. F. MALGAIGNE, professeur à la Faculté de médecine de Paris, chirurgien de l'hôpital de la Charité, membre de l'Académie impériale de médecine. Paris, 1847-1855, 2 beaux vol. in-8, et atlas de 30 pl. in-folio. 33 fr.

Le tome II, *Traité des luxations,* Paris, 1855, in-8 de 1,100 pages, avec atlas de 14 planches in-folio et le texte explicatif des planches des deux volumes. 16 fr. 50

MALGAIGNE. Traité d'anatomie chirurgicale et de chirurgie expérimentale, par le professeur MALGAIGNE. *Deuxième édition,* revue et considérablement augmentée. Paris, 1859, 2 vol. in-8. 18 fr.

MANDL. Anatomie microscopique, par le docteur L. MANDL, professeur de microscopie. Paris, 1838-1857. *Ouvrage complet*, 2 vol. in-folio, avec 92 planches. 276 fr.

Le tome Ier, HISTOLOGIE, divisé en deux séries : *Tissus et organes, — Liquides organiques,* est complet en 26 livraisons, composées chacune de 5 feuilles de texte et 2 planches lithographiées. Prix de chaque livraison. 6 fr.

Le tome II, HISTOGÉNÈSE, ou Recherches sur le développement, l'accroissement et la reproduction des éléments microscopiques, des tissus et des liquides organiques dans l'œuf, l'embryon, les animaux adultes à l'état normal et pathologique, est complet en 20 livraisons. Prix de chacune. 6 fr.

MANEC. Anatomie analytique. Tableau représentant l'axe cérébro-spinal chez l'homme, avec l'origine et les premières divisions des nerfs qui en partent, par MANEC, chirurgien des hôpitaux de Paris. Une feuille très-grand in-folio, au lieu de 4 fr. 50. 1 fr. 50

MARC. De la folie considérée dans ses rapports avec les questions médico-judiciaires, par C. C. MARC, médecin du roi, médecin assermenté près les tribunaux, membre de l'Académie de médecine. Paris, 1840, 2 vol. in-8. *Au lieu de* 15 fr. 5 fr.

MARCÉ. Traité de la folie des femmes enceintes, des nouvelles accouchées et des nourrices, et considérations médico-légales qui se rattachent à ce sujet, par le docteur L. V. MARCÉ. Paris, 1858, in-8. 6 fr.

MARCÉ. Des altérations de la sensibilité, par le docteur L. V. MARCÉ, médecin de Bicêtre. Paris, 1860, in-8. 2 fr. 50

MARCÉ. Traité pratique des maladies mentales, par le docteur L. V. MARCÉ, médecin de l'hospice de Bicêtre, professeur agrégé à la Faculté de médecine de Paris. Paris, 1862, 1 vol. in-8 de 600 pages.

MARIT. Hygiène de l'Algérie. Exposé des moyens de conserver la santé et de se préserver des maladies dans les pays chauds et spécialement en Algérie, par le docteur J. J. MARIT, médecin principal de l'armée d'Afrique. Paris, 1862, in-8 de XVI-452 pages. 5 fr.

MASSE. Traité pratique d'anatomie descriptive, mis en rapport avec l'Atlas d'anatomie et lui servant de complément, par le docteur

J. N. Masse, professeur d'anatomie. Paris, 1858, 1 vol. in-12 de 700 pages, cartonné à l'anglaise. 7 fr.

MAYER. Des rapports conjugaux considérés sous le triple point de vue de la population, de la santé et de la morale publique, par le docteur Alex. Mayer, médecin de l'inspection générale de la salubrité et de l'hospice impérial des Quinze-Vingts. *Quatrième édition.* Paris, 1860, in-18 jésus de 422 pages. 3 fr.

MENVILLE. Histoire philosophique et médicale de la femme considérée dans toutes les époques principales de la vie, avec ses diverses fonctions, avec les changements qui surviennent dans son physique et son moral, avec l'hygiène applicable à son sexe et toutes les maladies qui peuvent l'atteindre aux différents âges. *Seconde édition*, revue, corrigée et augmentée. Paris, 1858, 3 vol. in-8 de 600 pages. *Au lieu de* 24 fr. 10 fr.

MONTAGNE. Sylloge generumque specierumque Cryptogamarum quas in variis operibus descriptas iconibusque illustratas, nunc ad diagnosim reductas, nonnullasque novas interjectas, ordine systematico disposuit J. F. C. Montagne, Academiæ scientiarum Instituti imperialis Gallici socius. Parisiis, 1856, in-8 de 500 pages. 12 fr.

MOQUIN-TANDON. Éléments de zoologie médicale, contenant la description détaillée des animaux utiles en médecine et des espèces nuisibles à l'homme, particulièrement des venimeuses et des parasites, précédée de considérations générales sur l'organisation et sur la classification des animaux, et d'un résumé sur l'histoire naturelle de l'homme, par A. Moquin-Tandon, professeur d'histoire naturelle médicale à la Faculté de médecine de Paris, membre de l'Institut. *Deuxième édition,* revue et augmentée. Paris, 1862, 1 vol. in-18 de 450 pages, avec 150 figures intercalées dans le texte. 6 fr.

MOQUIN-TANDON. Éléments de botanique médicale, contenant la description des végétaux utiles à la médecine et des espèces nuisibles à l'homme, vénéneuses ou parasites, précédée de considérations sur l'organisation et la classification des végétaux. Paris, 1861, in-18 jésus de xx-543 pages, avec 133 figures. 6 fr.

MOQUIN-TANDON. Histoire naturelle des Mollusques terrestres et fluviatiles de France, contenant des études générales sur leur anatomie et leur physiologie, et la description particulière des genres, des espèces, des variétés, par A. Moquin-Tandon, membre de l'Institut (Académie des sciences), professeur d'histoire naturelle médicale à la Faculté de médecine de Paris. *Ouvrage complet.* Paris, 1855. 2 volumes grand in-8 de chacun 500 pages, avec un Atlas de 54 planches dessinées d'après nature et gravées. Avec figures noires. 42 fr.

Avec figures coloriées. 66 fr.

Le Tome Ier comprend les études sur l'anatomie et la physiologie des Mollusques. — Le tome II comprend la description particulière des genres, des espèces et des variétés.

M. Moquin-Tandon a joint à son ouvrage un livre spécial sur les *anomalies* qui affectent les Mollusques, un autre sur l'*utilité* de ces animaux, et un troisième sur leur *recherche*, leur *choix*, leur *préparation* et leur *conservation*, enfin une *Bibliographie malacologique*, ou catalogue de 1,256 ouvrages sur les Mollusques terrestres et fluviatiles européens et exotiques. C'est sans contredit le recensement le plus étendu que l'on possède.

L'ouvrage de M. Moquin-Tandon est utile non-seulement aux savants, aux professeurs, mais encore aux collectionneurs de coquilles, aux simples amateurs.

MOQUIN-TANDON. Monographie de la famille des Hirudinées, par A. Moquin-Tandon. *Nouvelle édition*, revue et augmentée.

Clinique médicale de l'Hôtel-Dieu de Paris, par M. A. TROUSSEAU, professeur de clinique médicale à la Faculté de médecine de Paris, médecin de l'Hôtel-Dieu, membre de l'Académie de médecine. Paris, 1862. Tome II et dernier. In-8 de 841 pages. . . . . 10 fr.
L'ouvrage complet, en 2 vol. in-8. . . . . 20 fr.

La vie et ses attributs dans leurs rapports avec la philosophie, l'histoire naturelle et la médecine, par M. E. BOUCHUT, professeur agrégé à la Faculté de médecine. Paris, 1862. In-18 jésus de 400 pages. . . . . 3 fr. 50

Hygiène de la première enfance, comprenant les lois organiques du mariage, les soins de la grossesse, l'allaitement maternel, le choix des nourrices, le sevrage, le régime, l'exercice et la mortalité de la première enfance, par le docteur E. BOUCHUT, médecin de l'hôpital Sainte-Eugénie (enfants malades), professeur agrégé de la Faculté de médecine de Paris. 1 vol. in-18 de 376 pages. . . . . 3 fr. 50

Physiologie comparée : métamorphoses de l'homme et des animaux, par M. A. DE QUATREFAGES, membre de l'Institut, professeur au Muséum d'histoire naturelle. Paris, 1862. In-18 jésus, VI-324 pages. . . . . 3 fr. 50

Dictionnaire de médecine, de chirurgie, de pharmacie, des Sciences accessoires et de l'Art vétérinaire, de P. H. NYSTEN, *onzième édition*, entièrement refondue par E. LITTRÉ, membre de l'Institut de France, et CH. ROBIN, professeur agrégé à la Faculté de médecine de Paris; ouvrage augmenté de la synonymie *grecque*, *latine*, *anglaise*, *allemande*, *espagnole* et *italienne*, suivie d'un Glossaire de ces diverses langues; illustré de plus de 500 figures intercalées dans le texte. Paris, 1858. 1 beau vol. grand in-8 de 1672 pages à deux colonnes. . . . . 18 fr.
Demi-reliure maroquin, plats en toile. . . . . 3 fr.

Hygiène alimentaire des malades, des convalescents et des valétudinaires, ou du régime envisagé comme moyen thérapeutique, par le docteur J. B. FONSSAGRIVES, professeur à l'École de médecine navale de Brest. Paris, 1861. In-8 de 600 pages. . . . . 8 fr.

Du principe vital et de l'âme pensante, ou Examen des diverses doctrines médicales et psychologiques sur les rapports de l'âme et de la vie, par F. BOUILLIER, correspondant de l'Institut, doyen de la Faculté des lettres de Lyon. Paris. 1862. In-8 de 432 pages. . . . . 6 fr.

Dictionnaire d'Hygiène publique et de salubrité, ou répertoire de toutes les questions relatives à la santé publique considérées dans leurs rapports avec les subsistances, les épidémies, les professions, les établissements et institutions d'hygiène et de salubrité. Complété par le texte des lois, décrets, arrêtés, ordonnances et instructions qui s'y rattachent, par M. AMBROISE TARDIEU, professeur à la Faculté de médecine de Paris, médecin de l'hôpital Lariboisière, membre de l'Académie impériale de médecine, du Comité consultatif d'hygiène publique. *Deuxième édition, considérablement augmentée*. Paris, 1862. 4 vol. in-8. . . . 32 fr.

Traité d'Hygiène publique et privée, par le docteur MICHEL LÉVY, inspecteur du service de santé de l'armée, directeur de l'École impériale d'application de médecine et de pharmacie militaires, membre de l'Académie impériale de médecine. *Quatrième édition*, corrigée et augmentée. Paris, 1862. 2 forts vol. in-8, ensemble 1900 pages. . . . . . . 18 fr.

PARIS. — IMP. SIMON RAÇON ET COMP., RUE D'ERFURTH, 1.

www.ingramcontent.com/pod-product-compliance
Ingram Content Group UK Ltd.
Pitfield, Milton Keynes, MK11 3LW, UK
UKHW020453200726
13857UKWH00002B/697